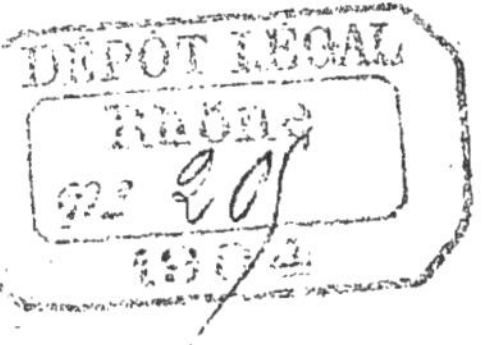

Dr Maurice PROST
Né le 21 Mars 1879, à Orgelet (Jura).

Contribution à l'étude

de

l'Anesthésie générale mixte

par l'emploi combiné

du Chlorure d'éthyle (Kélène) et du mélange de Billroth

« *Divinum est opus sedare dolorem.* »
(HIPPOCRATE.)

LYON. — IMP. A. REY.

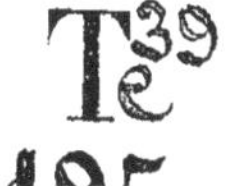

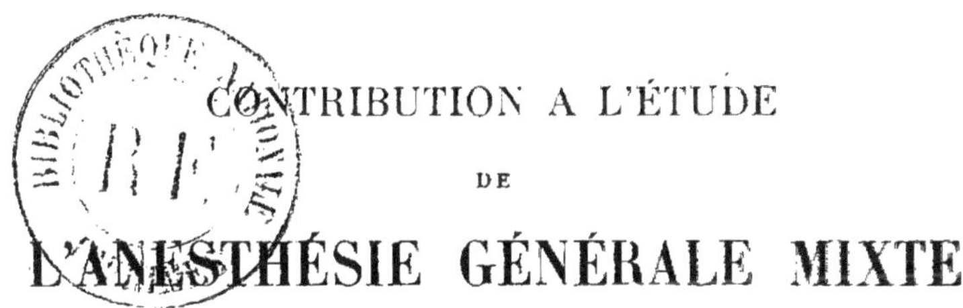

CONTRIBUTION A L'ÉTUDE

DE

L'ANESTHÉSIE GÉNÉRALE MIXTE

PAR L'EMPLOI COMBINÉ

DU CHLORURE D'ÉTHYLE (KÉLÈNE)

ET DU MÉLANGE DE BILLROTH

CONTRIBUTION A L'ÉTUDE

DE

L'ANESTHÉSIE GÉNÉRALE MIXTE

PAR L'EMPLOI COMBINÉ

DU CHLORURE D'ÉTHYLE (KÉLÈNE)
ET DU MÉLANGE DE BILLROTH

PAR

Le Dr Maurice PROST

LYON
A. REY & Cie, IMPRIMEURS-ÉDITEURS DE L'UNIVERSITÉ
4, RUE GENTIL, 4

1904

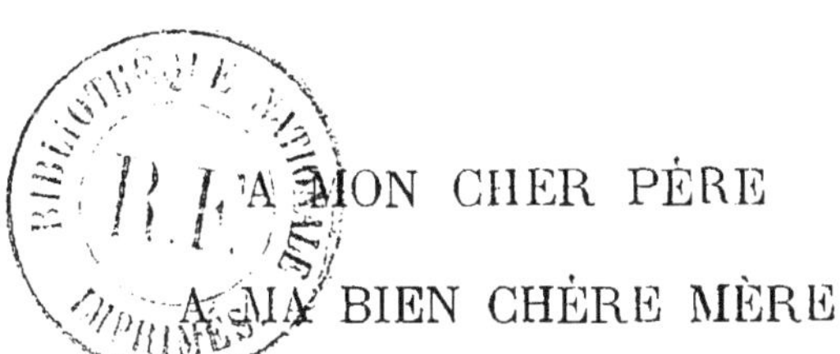

A MON CHER PÈRE

A MA BIEN CHÈRE MÈRE

Hommage respectueux de ma profonde reconnaissance.

A MES FRÈRES

A MA BELLE-SŒUR

A la Mémoire

DE MES ONCLES ET GRAND-ONCLE

A MES ONCLES, A MES TANTES

A MES COUSINS, A MES COUSINES

A TOUS MES PARENTS

A MES AMIS

A mon Président de Thèse

MONSIEUR LE PROFESSEUR SOULIER

Professeur de Thérapeutique à la Faculté de Médecine de Lyon.

A M. LE PROFESSEUR-AGRÉGÉ SIRAUD

Chirurgien en chef de l'Hôpital-Dispensaire des Accidents du Travail,

Quai Claude-Bernard, Lyon.

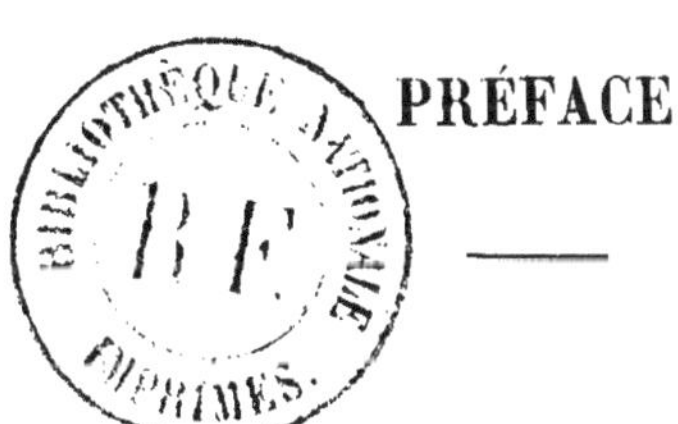

PRÉFACE

Le sujet de ce travail m'a été indiqué par M. le professeur agrégé Siraud, et c'est de son service de chirurgie, à l'hôpital-dispensaire des accidents du travail, quai Claude-Bernard, que proviennent mes premières observations. Je me fais un devoir de le remercier sincèrement pour la bienveillance spéciale qu'il m'a témoignée à cette occasion.

Mes remerciements iront aussi, tout naturellement, à M. le professeur Soulier, qui a bien voulu me faire l'honneur d'accepter la présidence de cette thèse, et à tous ceux qui ont pris la peine de me donner d'utiles renseignements : M. le professeur Tédenat, de Montpellier; M. le professeur Von Herff, de Bâle; M. le Dr Chaput, chirurgien des hôpitaux de Paris ; M. le Dr Chassot, du Frauenspital de Bâle ; M. le Dr Cathelin, de Paris ; M. le Dr Poullet, chirurgien de l'Institut Saint-Louis à Lyon ; MM. les Drs Goullioud et Rafin, chirurgiens de l'hôpital Saint-Joseph à Lyon ; M. le Dr Reynès, chirurgien des hôpitaux de Marseille.

Je me fais aussi un pieux devoir de venir exprimer publiquement mes sentiments de profonde reconnaissance à mes chers parents qui m'ont permis de choisir librement la belle carrière médicale. Grâce à leurs lourds sacrifices, à leurs conseils toujours sages, j'ai pu, tout en suivant le cours d'études longues et coûteuses, apprendre à connaître la vie et à être un homme. Je compte sur l'avenir pour m'acquitter envers eux, et j'espère qu'à la satisfaction légitime d'avoir accompli la rude tâche de mener à bien l'éducation et l'installation de leurs enfants, se joindra bientôt pour eux la joie de voir la réussite couronner complètement leurs efforts.

Dans mes longues années d'étudiant lyonnais, j'ai rencontré quelques amitiés sincères dont je sais tout le prix, à notre époque où la camaraderie banale est une vertu sociale encore facilement pratiquée, mais où l'amitié vraie est devenue un sentiment bien rare que les rigueurs de la lutte pour la vie et l'égoïsme à la mode finiront par asphyxier. J'emporte le souvenir ému de ces amitiés qui ont été la source de longues heures insouciantes et gaies, heures inoubliables et trop courtes qui resteront le charme de ma jeunesse.

Et, avant d'écrire ces quelques pages qui vont marquer mon début dans une carrière que j'aime avec passion, mais dans laquelle, je le sais, j'aurai besoin de lutter avec toute l'ardeur combative de mes vingt-cinq ans contre les difficultés nombreuses qui m'attendent, je me plais, en modifiant un peu l'aphorisme d'un ancien maître, à inscrire ici quatre mots dont j'aurai à cœur de faire ma devise professionnelle :

« *Guéris souvent, console toujours.* »

PLAN

CONTRIBUTION A L'ÉTUDE

DE

L'ANESTHÉSIE GÉNÉRALE MIXTE

PAR L'EMPLOI COMBINÉ

DU CHLORURE D'ÉTHYLE (KÉLÈNE)
ET DU MÉLANGE DE BILLROTH

CHAPITRE PREMIER

ESQUISSE HISTORIQUE DE L'ANESTHÉSIE

La découverte de l'anesthésie chirurgicale est peut-être le plus beau triomphe que l'homme ait remporté sur la nature. Récemment, dans son discours à la séance de rentrée de l'Université lyonnaise, le 3 novembre 1903, M. le professeur Mayet [1] proclamait la même idée : « Je ne crains pas de dire que la suppression de la douleur par l'anesthésie pendant les opérations, a plus fait pour le bonheur réel de l'Humanité que tous les chefs-d'œuvre d'art. » A notre époque, où, chaque année, pour ainsi dire, voit naître quelque nouveau procédé de narcose, donnant lieu à des discussions retentissantes, qui remplissent de leurs échos nos Sociétés savantes, tous sont d'accord au moins pour sourire en lisant l'affirmation célèbre de Velpeau [2] :

[1] Mayet, Discours de rentrée de l'Université, 3 novembre 1903.

[2] Velpeau, *Traité de médecine opératoire*, 1845.

« éviter la douleur dans les opérations est une chimère qu'il n'est pas permis de poursuivre. »

De tout temps, les chirurgiens s'étaient préoccupés de supprimer la douleur chez leurs opérés, mais les moyens employés étaient trop infidèles ou trop dangereux pour qu'aucun pût être érigé en méthode générale.

A quelle époque faut-il faire remonter le premier essai d'anesthésie ? Certains commentateurs de la Bible le font remonter au premier homme tout simplement ! Dastre [1], dans un excellent livre auquel j'ai fait de larges emprunts pour la rédaction de ce chapitre, rapporte qu'il y a quelques années, le très grave et très habile chirurgien Simpson, pressé très vivement par quelques théologiens anglicans qui condamnaient l'anesthésie obstétricale au nom de la Bible et dont la piété trop scrupuleuse voulait respecter dans la douleur de la femme le décret de la volonté divine « *mulier, paries in dolore* », trouva piquant de les battre sur leur propre terrain, et il leur opposa le récit de la création de la femme d'après la genèse « *immisit ergo Dominus soporem in Adam ne ablationis costæ dolorem sentiret* ». Voltaire, qui s'étonnait qu'Adam n'eût rien senti, n'avait aucun soupçon de l'anesthésie.

Sans aller chercher dans les livres sacrés l'origine de l'anesthésie, il est facile de trouver dans les auteurs profanes de la plus haute antiquité des traces certaines de drogues plus ou moins narcotiques qui avaient pour but évident d'atténuer la douleur. Tel ce népenthes

[1] Dastre, *Les anesthésiques*, Paris, 1890.

dont parle l'Odyssée, breuvage préparé par les mains d'Hélène et qui avait la vertu de faire oublier toute douleur. Tel aussi, ce fameux remède « de la colère et de la tristesse » que savaient fabriquer les femmes de Thèbes et qui est resté dans la pharmacopée moderne sous le nom d'extrait thébaïque. Les Assyriens[1] du xe siècle avant Jésus-Christ employaient, dans le but de l'anesthésie générale, la compression des artères carotides. Chez les anciens Egyptiens, on employait beaucoup l'acide carbonique qu'on se procurait en traitant la pierre de Memphis par du vinaigre. Les compatriotes de Dioscoride et de Pline connaissaient bien l'action de la mandragore. Les Chinois du xe siècle avant Jésus-Christ connaissaient également l'anesthésie générale pour laquelle ils employaient l'aconit, l'opium, etc...

Mais il y a loin de ces drogues somnifères et de ces moyens primitifs à nos anesthésiques actuels. Les Anciens[2] ont pu émousser la douleur, ils n'ont pas connu l'anesthésie (α privatif : αἴστησις, sensibilité) qui amène la suppression totale de la douleur, l'inertie, la résolution musculaire et qui transforme le patient, entre les mains du chirurgien, en ce qu'on peut appeler paradoxalement un véritable cadavre vivant. Aussi bien, on comprend qu'Hippocrate, le père de la médecine, ait paru douter de ses moyens et ait regardé comme un attribut divin le don d'épargner la souffrance *(divinum est opus sedare dolorem)*.

[1] *Gaz. degli ospedali e delle cliniche*, 1er janvier 1903.
[2] Bidault, *Etudes sur les premiers essais d'anesthésie chirurgicale* (th. Paris, 1890).

Cette œuvre divine, nous la devons à un Américain et sa découverte est presque le fait du hasard qui parfois fait bien les choses. C'est le 10 décembre 1844, dans la petite ville de Hartford[1] que H. Wells, dentiste de cette cité, assista à une sorte de conférence de chimie donnée publiquement par le Dr Colton sur le protoxyde d'azote, découvert par Davy dès 1799, mais sans qu'on songeât le moins du monde alors à se servir pour les opérations chirurgicales du fameux gaz hilarant.

On prenait plaisir, à cette époque, à faire publiquement ou en petit comité des inhalations de ce gaz merveilleux qui provoquait le rire et une sorte d'extase délirante. Lors de l'expérience faite à Hartford, un des assistants qui s'était soumis aux inhalations fut agité extraordinairement et, en se débattant, vint se meurtrir contre les bancs sans en éprouver aucune douleur. Frappé de ce fait, H. Wells, dès le lendemain, respirait du protoxyde d'azote et se faisait arracher une dent sans douleur. Mais, malgré toutes ses recherches, H. Wells ne put obtenir une insensibilisation assez constante et assez longue pour rendre possibles les opérations chirurgicales.

Mieux inspirés, Morton et Jackson eurent recours avec succès aux vapeurs d'éther et, fidèles aux habitudes mercantiles de leur nation, ils prenaient le 27 octobre 1846 un brevet peu banal qui devait leur assurer l'exploitation et les profits de leur découverte ; oubliant que la science n'a pas de nation, ils dissimulaient en

[1] Dastre, *loco citato*.

vain sous le nom de *léthéon* la véritable nature de l'éther dont l'odeur caractéristique était dénaturée par l'essence de néroli. En moins de deux ans, l'invention était connue du monde entier.

Bientôt, un nouvel agent anesthésique venait disputer la place. En 1831, Soubeyran en France et Liebig en Allemagne, avaient découvert le chloroforme qui fut appliqué à la chirurgie seulement en 1847 par Simpson. Pendant de longues années le chloroforme fut le principal rival de l'éther qu'il ne tarda pas à faire oublier. L'Ecole lyonnaise[1] pourtant resta toujours fidèle à l'éther et, dès 1867, concluait avec son rapporteur, M. le professeur Gayet[2] : « L'éther, tout capable de tuer qu'il est, est beaucoup moins dangereux que le chloroforme. » De la même façon conclurent M. Vallas[3] en 1893, M. Poncet[4] en 1902.

De nos jours, la pratique chirurgicale s'est enrichie de méthodes d'anesthésie nouvelles. Citons seulement l'anesthésie médullaire avec Tuffier[5] et Cathelin[6],

[1] Valette, *Clinique chirurgicale de l'Hôtel-Dieu de Lyon*, 1875.

[2] Gayet, *Commission des sciences médicales de Lyon*, 1867.

[3] Vallas, De l'anesthésie par l'éther et de ses résultats dans la pratique des chirurgiens lyonnais (*Revue de chirurgie*, 1903).

[4] Poncet, Valeur de l'anesthésie avec l'éther (*Soc. des sc. méd. de Lyon*, 2 mai 1894 et *Société de chirurgie de Paris*, 1895. — A propos de la chloroformisation et de l'éthérisation (*Acad. méd.*, 1902). — Thévenot, A propos des derniers travaux sur l'éthérisation et la chloroformisation (*Lyon médical*, 31 mai 1903).

[5] Tuffier, *L'analgésie chirurgicale par voie rachidienne*, Paris, Masson, 1901.

[6] Cathelin, *Les injections épidurales par ponction du canal sacré*, Paris 1902.

l'anesthésie simple ou mixte par le chlorure d'éthyle sur laquelle nous allons revenir longuement ; enfin, notons l'extension toujours plus grande de la cocaïne locale qui, introduite en chirurgie générale par Reclus[1] en 1889, est susceptible d'applications extrêmement étendues.

Comme on le voit par cette courte esquisse historique[2], les méthodes d'anesthésie générale sont nombreuses, sans parler des méthodes mixtes qui feront l'objet d'un autre chapitre.

Reconnaissons, avant d'aller plus loin, que c'est grâce aux propriétés merveilleuses des divers agents anesthésiques jointes aux applications des découvertes géniales de Pasteur que la chirurgie contemporaine a pu faire un saut formidable vers la perfection et étendre audacieusement son domaine sur des organes auxquels elle n'osait pas ou ne pouvait pas toucher.

L'usage de l'anesthésie est en effet indiqué pour toutes les opérations chirurgicales que ne saurait supporter le patient, effrayé ou épuisé par la douleur. Sous l'influence de la narcose, non seulement le sujet cesse de sentir ou de souffrir, mais il tombe dans un profond sommeil, d'où les excitations les plus violentes ne peuvent le tirer et dans lequel il perd momentanément la motilité volontaire et réflexe, l'intelligence, la conscience et le souvenir.

L'abolition, même momentanée, de fonctions aussi importantes ne peut avoir lieu sans qu'à aucun mo-

[1] Reclus, *L'anesthésie localisée par la cocaïne*, Paris, 1903.

[2] Chaput, Les différents procédés d'anesthésie chirurgicale (*Presse médicale*, 1902, n° 47).

ment la vie ne soit compromise, et l'on peut dire qu'il n'existe pas un seul agent anesthésique qui n'ait accidentellement produit la mort.

Les morts par le chloroforme et par l'éther. — A peine l'emploi du chloroforme était-il entré dans la pratique chirurgicale qu'on citait déjà, en 1848, un cas de mort à Newcastle. Et depuis, la liste funèbre n'a fait qu'augmenter.

Citons quelques chiffres de statistique :

Perrin et Lallemand[1], dans leur *Traité d'anesthésie*, relatent 77 cas de mort par le chloroforme dans une période de 14 ans, de 1848 à 1862.

En 1864, le Congrès du Comité du chloroforme, à Londres, cite 109 cas.

En 1865, le traité de Sabarth[2] fait mention de 119 observations.

En 1867, Reeve[3] recueille 113 cas.

Kappeler[4], citant les cas de chloroformisation mortelle jusqu'en 1876 réunit 101 observations.

Duret[5] en 1880, dans sa thèse d'agrégation, cite à son tour 132 cas dont il rapporte la relation détaillée.

En 1893, Vallas[6] dans son article de la *Revue de chirurgie* rappelle quelques chiffres empruntés à une statistique anglaise et à celle de Julliard :

[1] Perrin et Lallemand, *Traité d'anesthésie*.

[2] Sabarth, *Das Chloroform*, Wurtzbourg, 1865.

[3] Reeve, in *American Journal*, 1867.

[4] Kappeler, in *Deutsche Klinik*, 1876.

[5] Duret, *Des contre-indications à l'anesthésie* (th. d'agrégation, Paris, 1880).

[6] Vallas, *loc. cit.*

La statistique de Saint-Bartholomew's Hospital où toutes les anesthésies ont été notées de 1878 à 1887, publiée par M. V. Roger Williams[1], porte sur 26.949 anesthésies sur lesquelles :

14.581 par l'éther avec 3 morts, soit 1 pour 4.860.

12.368 par le chloroforme avec 10 morts, soit 1 pour 1236.

La statistique générale de Julliard[2] donne les chiffres suivants :

524.507 chloroformisations avec 161 morts, soit 1 pour 3.258.

314.738 éthérisations avec 21 morts, soit 1 pour 14.987.

Vallas qui, dans tout son article, est le défenseur convaincu de l'éther et, en ce sens, peut être considéré comme le porte-drapeau de l'Ecole lyonnaise, rappelle que le professeur Ollier a pu faire 40.000 anesthésies à l'éther sans aucune mort, Léon Tripier 6.500 sans mort, le professeur Poncet 15.000 avec 2 morts, ce dernier chirurgien restant malgré cela très partisan de l'éther.

Enfin, pour en finir avec les chiffres, citons deux dernières statistiques allemandes de Gurlt[3]. En 1893, il rapporte :

Sur 133.729 chloroformisations, 46 morts, soit 1 pour 2.907.

4.646 éthérisations, 0 mort.

[1] Williams, in *Lancet*, 8 février 1890.

[2] Julliard, L'éther est-il préférable au chloroforme (*Revue médicale de la Suisse Romande*, 1892).

[3] Gurlt, XXIIe Congrès de chirurgie allemande, 1893.

3.440 anesthésies par le mélange de Billroth, 0 mort.

L'année suivante, le même auteur additionnant les résultats de 4 années obtient :

166.812 chloroformisations avec 63 morts, soit 1 pour 2647.

6.320 éthérisations avec 2 morts, soit 1 pour 3160.

4.190 anesthésies par le Billroth avec 1 mort, soit 1 pour 4.190.

Tous ces chiffres ont leur éloquence. Ils nous montrent que le chloroforme est en moyenne deux ou trois fois plus meurtrier que l'éther et que le mélange de Billroth est le moins dangereux des trois agents anesthésiques.

Mais il faut bien avouer que le résultat de ces statistiques est forcément très incomplet. Quand on songe combien de ces morts causées par l'anesthésie sur la table d'opération ont été dérobées aux yeux des familles ou des enquêteurs, on est bien obligé d'admettre avec Duret qu'il faudrait quadrupler et même quintupler le chiffre des décès pour avoir une appréciation très approximative des accidents mortels.

Aussi, on peut répéter avec le professeur Verneuil « toutes les fois que je m'approche d'un malade avec la compresse, je sais que je fais naître autour de lui des chances de mort. » Il est donc bien permis d'affirmer que le moindre progrès apporté pour atténuer ces risques de mort doit être considéré comme une acquisition précieuse dont l'importance ne saurait échapper à personne.

CHAPITRE II

ETUDE CRITIQUE DES DIVERS PROCÉDÉS D'ANESTHÉSIE MIXTE

L'anesthésie mixte[1] est celle que l'on obtient en associant les anesthésiques entre eux ou à des substances narcotiques, ou à des modificateurs du système nerveux. Leur but est d'augmenter l'activité de l'anesthésie ou d'en corriger les inconvénients.

Dès 1863, Nüssbaum[2], dans une extirpation d'une tumeur du cou chez une femme, voulant prolonger l'anesthésie, sans donner à nouveau du chloroforme, fit faire à la malade une injection sous-cutanée de morphine. Quelques mois plus tard, sans avoir eu connaissance de la nouvelle méthode employée par Nüssbaum, Claude Bernard employa l'injection de morphine chez le chien, constata qu'elle était suivie d'un profond sommeil et c'est à ce savant physiologiste qu'en France on attribue l'honneur de la découverte.

[1] Dastre, *loc. cit.* — Bidot, *Des procédés mixtes en anesthésie et en particulier de l'action combinée du chloroforme et de l'hypnone* (th. Paris, 1887).

[2] Nüssbaum, 10 octobre 1863. Première observation in *Intelligenzblatt für Bayerische Ærtze.* — 1867, Article Anasthetica, in Pitha, *Billroths Handbuch der Chirurgie.*

Depuis cette époque, les procédés se sont multipliés nous allons passer en revue les principaux.

1° Association de la morphine au chloroforme (méthode de Nüssbaum — Claude Bernard).

Le procédé consiste à faire précéder les inhalations de chloroforme d'une injection sous-cutanée de 1 à 2 centigrammes de chlorhydrate de morphine. La morphine exerce une action caractéristique sur les centres cérébraux ; elle les déprime, diminue leur activité et diminue la période d'excitation. D'une manière efficace, elle atténue les effets des excitations du larynx.

Dans les accouchements, on peut par l'usage combiné de la morphine associée à quelques bouffées de chloroforme obtenir cet état analgésique dans lequel la parturiente, tout en conservant une partie de sa sensibilité tactile, a perdu totalement la sensibilité à la douleur.

Malgré ces avantages[1], la méthode de Nüssbaum — Claude Bernard a soulevé de graves objections. François Franck[2] accuse ce procédé de faciliter les syncopes respiratoires. Pour ce physiologiste, l'apnée toxique se produirait facilement chez les malades soumis à l'injection préalable de morphine et même après la chloroformisation terminée sans accident, il aurait vu l'am-

[1] Brinon, *Recherches sur l'anesthésie chirurgicale obtenue par l'action combiné de la morphine et du chloroforme* (th. Paris, 1878).

[2] François Franck, *Compte rendu de la Société de biologie*, Paris, 14 avril 1883.

plitude des mouvements respiratoires diminuer progressivement et s'arrêter.

Une autre objection faite par le professeur Poncet[1], c'est l'abaissement de la température.

2° Emploi combiné du chloral et du chloroforme. (Procédé de Forné, 1874).

En 1874, le Dr Forné, médecin de la marine, a substitué, dans le procédé de Claude Bernard, le chloral à la morphine. Sa méthode consiste à faire ingérer au malade la dose de 2 à 5 grammes de chloral, et de le soumettre ensuite aux vapeurs de chloroforme. L'effet hypnotique du chloral est tel qu'il suffit alors de très petites doses de chloroforme pour provoquer le sommeil anesthésique. Le Dr Forné attribuait à sa méthode les avantages de diminuer le danger de l'administration du chloroforme et d'épargner aux malades craintifs ou rebelles l'excitation et les accidents du début de la chloroformisation.

Et pourtant, on a accusé la méthode de favoriser la syncope cardiaque au lieu de la prévenir. De plus, Dolbeau et Guyon qui l'appliquèrent dans leur service, lui reprochent de plonger le malade dans une somnolence inquiétante avec tendance au refroidissement.

3° Association du chloral à la morphine et au chloroforme. (Procédé de Trélat 1879, de Perrier 1880)

Trélat administrait à ses malades la potion suivante :

[1] Poncet, *C. R. Société de biologie*, p. 287, Paris, 1883.

Hydrate de chloral.	4-9 grammes.
Sirop de morphine.	20-40 —
Eau	120 —

A prendre en deux fois à un quart d'heure d'intervalle.

Le procédé de Perrier ne diffère de celui de Trélat que par le tâtonnement mis à expérimenter la dose du chloral.

Au bout de quarante minutes après l'absorption de la potion, le patient présente de l'hypersécrétion salivaire, des nausées, de l'accélération du pouls et voit survenir de la somnolence bientôt suivie d'une diminution de la sensibilité générale et de la sensibilité cornéenne. Puis, survient un sommeil comateux qui dure une heure et demie et pendant lequel on peut pratiquer de petites interventions. Dans les grandes opérations, la méthode exige l'emploi du chloroforme.

On peut faire à ce procédé les mêmes reproches qu'à la méthode de Claude-Bernard et à celle de Forné.

4° Association du protoxyde d'azote à l'éther (Procédé de Clover)

Pour obvier aux inconvénients qui résultent de l'anesthésie par le protoxyde d'azote trop longtemps prolongée et pour supprimer la période d'excitation produite par l'éther, Clover eut l'idée de sidérer l'anesthésié par le protoxyde d'azote et de continuer ensuite, sans transition, par l'éther.

Les avantages de la méthode étaient : la suppression

de la période d'excitation, l'économie du temps, la diminution de la quantité de l'éther employé.

Paul Bert signala un inconvénient sérieux ; le mélange du protoxyde d'azote et des vapeurs d'éther constitue un mélange détonant qui pourrait occasionner les plus graves accidents.

5° Association de la cocaïne au chloroforme (Procédé d'Obalinski)

M. Baudry[1] dans un travail sur l'anesthésie en chirurgie oculaire rapporte le cas d'une malade atteinte de glaucome chronique, chez laquelle, pour pratiquer l'énucléation, il employa concurremment les instillations de cocaïne à 5 pour 100 et les inhalations de chloroforme.

Le résultat de l'association fut la persistance du réflexe conjonctival tant que la chloroformisation ne fut pas complète.

Baudry en conclut que « l'emploi combiné de la cocaïne et du chloroforme ne dispense en aucune façon d'une anesthésie chloroformique profonde, lorsqu'on a jugé nécessaire de recourir à la narcose ».

[1] Baudry, cité *in* thèse Bidot.

6° Association de l'atropine, de la morphine et du chloroforme. (Procédé de Dastre et de Morat)

C'est à MM. Dastre[1] et Morat[2] que revient le mérite d'avoir préconisé cette nouvelle méthode d'anesthésie mixte, caractérisée par l'injection d'une solution d'atropine et de morphine avant la chloroformisation.

Après avoir insisté sur l'importance extrême de l'arrêt cardiaque par l'excitation du pneumogastrique, Dastre arrive à cette conclusion logique : que la suppression de l'action modératrice des pneumogastriques est nettement indiquée dans la chloroformisation. La section des deux nerfs vagues serait le moyen théorique et brutal de l'obtenir ; mais on peut, grâce à un procédé plus pratique, plus doux et temporaire, obtenir le même résultat. Il suffit pour cela de recourir à l'atropine qui jouit de la curieuse propriété de supprimer l'excitabilité des filets cardiaques du pneumogastrique.

Dastre et Morat donnent aux chiens par kilogramme d'animal 1 centigramme de chlorhydrate de morphine et 1 milligramme de sulfate neutre d'atropine. Il suffit ensuite de 2 à 3 grammes de chloroforme en inhalation pour obtenir une anesthésie parfaite de deux heures.

[1] Dastre, *Les Anesthésiques*, Paris, 1890. — Etude critique des travaux récents sur les anesthésiques (*Revue des sciences médicales*, p. 746, t. XXVII, 1881). — Sur le procédé d'anesthésie mixte : atropine, morphine et chloroforme (*C. R. Société de biologie*, p. 259, Paris, 1883).

[2] Morat, Sur différentes méthodes d'anesthésie (*Lyon médical*, mai 1882).

Cette méthode essentiellement lyonnaise[1] a été expérimentée sur l'homme par le Dr Aubert, chirurgien de l'Antiquaille. La solution qu'il employait était la suivante :

Chlorhydrate de morphine . . .	0.10 centigr.
Sulfate neutre d'atropine . . .	0.005 milligr.
Eau distillée.	10 grammes.

On injecte avant la chloroformisation une pleine seringue de Pravaz de la solution.

Aubert[2], rapportant ses résultats et ceux de ses collègues lyonnais Léon Tripier et Gayet, concluait que les avantages de la méthode étaient : la sécurité, la rapidité plus grande avec laquelle on obtient le sommeil, le calme absolu du malade, la facilité du réveil, la simplicité des suites.

Et pourtant, malgré les résultats indiscutables des expériences de laboratoire, malgré l'enthousiasme d'Aubert, le procédé de Dastre et Morat ne s'est pas répandu parmi les chirurgiens. Ici, plus que jamais, on ne saurait conclure de l'animal à l'homme. On sait, en effet, que les animaux sont presque réfractaires à l'atropine. Richet[3] a montré que, chez les singes, avec la dose énorme de plusieurs centigrammes, on ne peut tuer un animal pourtant déjà affaibli. Chez l'homme,

[1] Colombel, *Etude expérimentale et clinique sur un nouveau procédé d'anesthésie mixte : atropine, morphine et chloroforme* (th. Lyon, 1884).

[2] Aubert, Anesthésie mixte par la morphine, l'atropine et le hloroforme *(Compte rendu Société biologie*, Paris 1883 ; *Lyon médical*, 1883 ; *Journal de thérapeutique*, Paris, 1883).

[3] Richet, De la résistance du singe à l'atropine *(C. R. de la Société de biologie*, Paris, 1898).

au contraire, la dose thérapeutique[1] maxima est de un milligramme ; encore est-il entendu que cette dose doit être fractionnée.

Poncet[2], dans la thèse de son élève Cathoire[3], rejette la méthode qui peut provoquer des accidents graves post-anesthésiques. Le plus souvent, il s'agit d'une prolongation de l'anesthésie après l'opération. Cathoire cite deux cas de mort (observations de Reynier et de Terrier), qu'il met sur le compte de la syncope tertiaire toxique et il rapporte huit accidents graves, dont deux observés dans la clinique du professeur Poncet, chez des malades qui, transportés dans leur lit après l'opération, ont paru devoir succomber, et cela pendant deux ou trois heures, si l'on n'avait pas eu recours aux manœuvres habituelles pour lutter contre les accidents pulmonaires.

7° Chloroforme et spartéo-morphine (procédé de Langlois et Maurange[4])

C'est, en somme, la méthode précédente, dans laquelle on remplace l'atropine par la spartéine, qui est essentiellement un régulateur du cœur et que Laborde, dans son langage imagé, appelait le métronome du cœur.

[1] Soulier, *Traité de thérapeut. et de pharmacol.*, Paris, 1891.

[2] Poncet, *loc. cit.*

[3] Cathoire, *Dangers de l'anesthésie mixte ; accidents tertiaires après l'éthérisation et la chloroformisation précédée de l'injection atropo-morphinique* (th. Lyon, 1894).

[4] Langlois et Maurange, De l'injection de sulfate de spartéine avant la chloroformisation *(C. R. Société de biologie*, Paris, 7 juillet 1894).

Après des expériences faites sur l'animal, la méthode fut appliquée à l'homme et Diousidon[1], dans une thèse inspirée par Langlois, cite 140 cas. La formule employée était celle du Dr Maurange.

Chlorhydrate de morphine . .	0,10	centigrammes
Sulfate neutre de spartéine . .	0,30	—
Eau distillée q. s. p.	10	grammes.

On injectait une ou deux seringues de Pravaz.

La spartéine présente sur l'atropine le double avantage d'être maniable et de maintenir la tonicité du cœur et, par suite, la pression intra-vasculaire. La dose favorable paraît être de 3 à 5 centigrammes de spartéine pour 1 centigramme de morphine. L'injection est faite quinze minutes avant la chloroformisation.

Quelques chirurgiens français sont restés fidèles à la méthode.

8° Association de l'éther et du chloroforme (Laborde et Meillère)

C'est en recherchant à purifier le chloroforme que M. Meillère, pharmacien, fut conduit à expérimenter ce nouveau mélange. Laborde[2] s'en fit le propagateur et, dans une communication à l'Académie de médecine, concluait que « ce mélange semble réunir les avan-

[1] Diousidon, *Chloroforme et spartéo-morphine, procédé d'anesthésie mixte* (th. Paris, 1894).

[2] Laborde et Meillère, L'anesthésie chirurgicale par un mélange nouveau de chloroforme et d'éther dans des proportions déterminées *(Bulletin de l'Acad. de méd.*, Paris 19 juin 1894).

tages respectifs des deux agents, tout en atténuant ou en évitant leurs désavantages ».

Nous savons comment le professeur Von Herff[1], du Frauenspital de Bâle, réalise, au moyen de l'appareil de Braun, une narcose spéciale, par l'association de l'éther au chloroforme.

9° Association du bromure d'éthyle au chloroforme (Hartmann et Terrier)

Suivant une idée identique à celle de Clover, qui obtenait la résolution immédiate par le protoxyde d'azote et continuait l'anesthésie par l'éther, MM. Hartmann et Terrier eurent l'idée d'utiliser l'anesthésie successive par le bromure d'éthyle et le chloroforme. Dès que l'anesthésie est obtenue par le bromure d'éthyle — il faut pour cela d'une à cinq minutes — on donne le chloroforme.

Poitou-Duplessis[2] employait le bromure d'éthyle depuis 1890 ; Terrier[3] dès 1892 faisait connaître à la Société de chirurgie 65 observations et, en 1893, dans un article de la *Revue de chirurgie*, Hartmann[4] donne les résultats de 411 anesthésies.

[1] Von Herff et Charcot, *La pratique de l'anesthésie au Frauenspital de Bâle* (lettre reçue le 21 février 1904).

[2] Poitou-Duplessis, Nouveau procédé d'anesthésie mixte (*Bulletin de la Société obstétricale de Paris*, 1892).

[3] Terrier, Anesthésie mixte par le bromure d'éthyle et le chloroforme (*Bulletin de la Société de chirurgie de Paris*, 1892).

[4] Hartmann et Bourbon, Le bromure d'éthyle comme anesthésique général (*Revue de chirurgie*, Paris, septembre 1893).

Hartmann conclut que le bromure d'éthyle est un anesthésique des plus commodes, des plus rapides et des moins dangereux. Le réveil est très prompt et sans malaise. Malheureusement, c'est un anesthésique qui n'est innocent qu'à une condition, c'est que son absorption soit de courte durée. On ne peut donc y recourir pour des opérations longues. L'anesthésie mixte par le bromure d'éthyle puis par le chloroforme est alors indiquée mais, contrairement à ce qu'on dit, elle n'évite pas la possibilité de la syncope.

La méthode eut un moment de vogue, mais ses inconvénients mieux connus la firent justement oublier. Outre l'inconvénient de donner pendant plusieurs jours à l'haleine de bien des malades une odeur alliacée, le bromure d'éthyle a l'inconvénient plus grave de tuer souvent. Reich[1] cite 15 morts et Hartmann, forcément plein de tendresse pour une méthode dont il était le promoteur en France, reconnaissait dès 1893 que la mortalité du bromure d'éthyle était de 1 pour 1000, c'est-à-dire supérieure à celle du chloroforme seul.

10° Association de l'alcool à l'éther et au chloroforme.

Ce procédé, attribué par Dastre[2] à deux auteurs italiens Stefani et Vachetta, est à rapprocher de l'anesthésie par le prétendu chlorure de méthylène de

[1] Reich, Ueber Bromäther und Kombinirte Bromather, chloroform Narkose (*Wiener medizinische Wochenschrift*, 1893, n° 23).

[2] Dastre, *loco citato*.

Spencer Wells qui n'est, en réalité, qu'un mélange de chloroforme et d'alcool méthylique. Nous l'étudierons plus à fond en traitant de la physiologie du mélange de Billroth et des mélanges similaires.

11° Anesthésie mixte par le chlorure d'éthyle et l'éther ou le chloroforme.

Cette méthode entre étroitement dans le cadre de ce travail. Nous ferons voir, chemin faisant, comment les chirurgiens associent au chlorure d'éthyle, suivant leur préférence, l'éther ou le chloroforme.

Nous reconnaîtrons les excellents résultats qu'ils ont obtenus, tout en nous attachant particulièrement à étudier le mélange de Billroth qui peut très avantageusement, lui aussi, être associé au CHLORURE d'éthyle.

CHAPITRE III

LE KÉLÈNE ET LE MÉLANGE DE BILLROTH

1° Le kélène

Jusqu'à ces dernières années, le chlorure d'éthyle était surtout connu comme anesthésique local et employé couramment dans la petite chirurgie ou dans la chirurgie dentaire. Projeté en jet très fin sur les tissus, on y obtenait facilement une congélation suffisante pour obtenir une insensibilité locale et momentanée.

Dès 1831, dans le *Dictionnaire de thérapeutique*, Mérat[1] et Lens classaient pourtant le chlorure d'éthyle parmi les agents de l'anesthésie générale ; en 1851, Flourens[2] fit des expériences concluantes sur des chiens. En Angleterre également, Richardson[3] s'occupa du chlorure d'éthyle. Mais ce n'étaient là que des essais isolés et nullement suivis.

Richet[4], dans une revue critique consacrée aux

[1] Mérat et Lens, *Dictionnaire de thérapeutique*, t. III, 1831.

[2] Flourens, *Compte rendu de l'Académie des sciences*, t. XXXII, n° 2, 1851.

[3] Richardson, *Med. Times and Gazette*, 1877.

[4] Richet, Travaux récents sur les anesthésiques (*Revue scientifique*, 1er semestre 1880).

travaux récents sur les anesthésiques, ne lui accorde qu'une simple allusion. Dastre[1], dans son livre sur les anesthésiques consacre quatre lignes au chlorure d'éthyle qu'il considère comme n'offrant aucun intérêt pratique.

Ce fut en 1894 que Carlson[2], dentiste à Gothenburg, observa deux cas, où, pour des extractions de dents avec l'aide de l'anesthésie locale procurée par la projection d'un jet de chlorure d'éthyle sur la gencive, l'anesthésie de locale devint générale, profonde, sans période d'excitation, sans incident fâcheux.

L'année suivante, un autre dentiste, Thiésing[3] fit la même remarque et après des expériences sur les animaux, utilisa le nouveau médicament comme anesthésique général.

Ces effets anesthésiques, en chirurgie, ont été pour la première fois, bien étudiés par Ludwig[4] et Lotheissen[5] à la clinique de von Hacker, d'Innsbrück en 1897 et 1898. De nombreux travaux de cette clinique, ceux de Ludwig, Lotheissen, Pircher[6] rapportent les résultats de 233 observations.

En 1899, M. Wiessner[7], médecin-major de l'armée

[1] Dastre, *loco citato*.

[2] Carlson, in *Zarnaztliches Wochenblatt*, Hambourg, juin 1895.

[3] Thiésing, Uber Ethilchlorid *(Deutsche Monatschrift für Zahnheilkunde*, 1896).

[4] Ludwig, Uber Narkose mit Ethilchlorid *(Beitrage zur klinischen Chirurgie*, 1898).

[5] Lotheissen, *id.*, 1898.

[6] Pircher, *Wiener klinisch. Wochenschrift*, 1898.

[7] Wiessner, Uber Ethilchlorid. Narkose *(Wiener medicinische Wochenschrift*, n° 28, juillet 1899).

autrichienne, délégué par le ministre de la guerre à la clinique chirurgicale d'Innsbrück, apporte une nouvelle série de 400 anesthésies par le chlorure d'éthyle, sans accident.

De nombreux expérimentateurs, en France, en Allemagne, en Suisse, en Angleterre, continuent l'étude du nouvel anesthésique. Citons, parmi les innombrables mémoires, l'excellente thèse de Kœnig[1], inspirée par le professeur Dumont de Berne.

A Lyon, MM. Pollosson[2], Nové Josserand[3], Bérard[4], Villard[5], Vallas[6], Gouilloud[7], chirurgiens des hôpitaux, apportent à la Société de médecine les résultats de leur pratique dans l'anesthésie mixte par le chlorure d'éthyle et l'éther ou le mélange de Billroth et publient plusieurs articles sur la question.

Malherbe[8] fait, au Congrès de chirurgie de 1901,

[1] Kœnig, Experimentelle Beobachtungen uber die Nachwirkungen bei der Bromaethil und der Chloraethylnarkose (*Inaugural dissertation*, Berne, 1901).

[2] A. Pollosson, Du chlorure d'éthyle ou kélène comme anesthésique général, Société de chirurgie de Lyon, 1900 (*Province médicale*, 9 juin 1900).

[3] Nové-Josserand, Sur le chlorure d'éthyle comme anesthésique général (Communication à la Société de médecine, juillet 1903; in *Lyon médical*, 12 juillet 1903).

[4] Bérard, Société nationale de médecine de Lyon. Discussion, 8 juin 1903.

[5] Villard, Société nationale de médecine de Lyon. Discussion, juillet 1903.

[6] Vallas, Société de chirurgie de Lyon. Discussion, juin 1901.

[7] Goullioud, De l'anesthésie discontinue en chirurgie gastrique et intestinale (Communication à la Société de médecine de Lyon, 8 juin 1903; in *Lyon médical*, 28 juin 1903).

[8] Malherbe, *Nouveau procédé pour l'anesthésie générale par*

une communication sur un nouveau procédé pour l'anesthésie générale par le chlorure d'éthyle.

Chaput[1], chirurgien de l'hôpital Broussais, vante aussi les mérites du chlorure d'éthyle qui, par son emploi avant la chloroformisation, a beaucoup amélioré le pronostic du chloroforme, lequel ne présente plus jamais ni syncope, ni arrêt respiratoire.

Reboul[2], dans le *Bulletin de la Société de chirurgie*, se montre un partisan convaincu de l'anesthésie par le chlorure d'éthyle qu'il a employé dans plus de 200 cas.

Parmi les travaux tout récents, nous ne faisons qu'énumérer les thèses de Le Gargam[3] et Turcan[4], de Paris, la thèse de Rabejac[5], de Montpellier, les articles de Fromaget[6], Doyen[7], Phocas[8], etc.

Girard[9], professeur à l'Ecole de médecine navale de

le chlorure d'éthyle (Congrès français de chirurgie, octobre 1901).

[1] Chaput, *loc. cit.*

[2] Reboul, Anesthésie générale par l'éther, le chloroforme et le chlorure d'éthyle *(Bulletin de Soc. de chirurgie*, Paris, 1902).

[3] Le Gargam, *Contribution à l'étude du chlorure d'éthyle ou kélène* (th. Paris, 1902).

[4] Turcan, Contribution à l'étude de l'anesthésie générale par le chlorure d'éthyle ou kélène (th. Paris, 1902).

[5] Rabejac, *Du chlorure d'éthyle en anesthésie générale* (th. Montpellier, 1902).

[6] Fromaget, Anesthésie générale par le chlorure d'éthyle en oculistique *(Recueil d'ophtamologie*, 1901).

[7] Doyen, in *Revue critique de médecine et de chirurgie*, mars, 1901.

[8] Phocas, in *Thérapeutique chirurgicale et clinique journalière*, 1901.

[9] Girard, Le chlorure d'éthyle en anesthésie générale *(Revue de chirurgie*, p. 507, 514, 832, 1902).

Toulon, a publié, en 1902, dans la *Revue de chirurgie*, une très longue étude dont nous avons utilisé les nombreux documents.

Lepage[1] et Le Lorier, en 1902, ont les premiers mis en évidence les avantages de l'emploi du chlorure d'éthyle en obstétrique. Nous avons vu, nous-même, en suivant le cours de perfectionnement des vacances dernières à la clinique obstétricale de Lyon, combien cette narcose rapide par le kélène était utile dans la pratique de l'obstétrique. M. Plauchu[2], chef de clinique à la Charité, a publié, le 21 décembre 1903, un article sur la question.

Citons enfin la monographie récente de Malherbe[3] et Laval, basée sur 1000 cas personnels et aussi l'article die Æthylchloridnarkose du *Traité d'Anesthésie générale et locale* du professeur Dumont[4], de Berne.

[1] Lepage et Le Lorier, De l'anesthésie générale en obstétrique par le chlorure d'éthyle pur *(Gazette hebdomadaire de médecine et de chirurgie,* 4 mai 1902).

[2] Plauchu, L'anesthésie générale en obstétrique par le chlorure d'éthyle (in *Lyon médical*, 27 décembre 1903).

[3] Malherbe et Laval, *L'anesthésie générale au chlorure d'éthyle*, Paris, Vigot, 1903.

[4] Dumont, *Handbuch der allgemeinen und lokalen Anaesthesie, für Aerzte und Studierende*, von prof. Dr L. Dumont, chirurgien en chef de l'hôpital des Diaconesses de Berne, avec 150 figures, 1903, Edition française par le Dr Cathelin (sous presse chez Baillière, 1904).

Ce livre est un admirable traité d'anesthésie, le plus complet, sur la question à l'heure actuelle. Il vient d'être traduit en français par le Dr Cathelin et paraîtra au mois d'avril 1904. J'ai actuellement, entre les mains, l'édition allemande, grâce à l'extrême obligeance de M. le Dr Reynès, chirurgien des hôpitaux de Marseille qui, sans me connaître, a bien voulu me l'envoyer. Je tiens à remercier M. le Dr Reynès très sincèrement,

CARACTÈRES PHYSIQUES ET CHIMIQUES DU KÉLÈNE

Le chlorure d'éthyle, ou chloréthyle, ou éther éthylchlorhydrique, ou kélène (de κηλεω, je calme) est un dérivé de l'alcool éthylique.

Sa formule chimique est C^2H^5Cl.

Liquide inodore, d'une odeur aromatique agréable et de saveur douceâtre, sucrée.

Densité	0,874 à + 5°	
—	0,920 à 0°	
Densité de vapeur : 2,219	(D'éther : 2,6)	

Peu soluble dans l'eau, 2 pour 1000, il dissout les huiles grasses, les essences, etc.

Son point d'ébullition = 12°5 centigrades, ce qui est une propriété importante. La chaleur seule de la main appliquée sur le réservoir en verre renfermant le chlorure d'éthyle suffit pour faire entrer ce dernier en ébullition, et permet le passage à travers un orifice, des vapeurs anesthésiantes.

C^2H^5Cl est très inflammable, brûlant avec une flamme bordée de vert en dégageant HCl. Comme pour l'éther[1] il faut veiller, en l'employant, à se tenir à distance de toute flamme (lampe, thermo-cautère, etc.).

Préparation. — Une maison française de Lyon (la Société chimique des usines du Rhône) s'est occupée la première de la fabrication du chlorure d'éthyle,

[1] Poncet et Cazeneuve, Dangers de l'anesthésie par l'éther, avec l'emploi du thermo-cautère Paquelin (in *Lyon médical*, septembre 1879).

qu'elle lança dans la circulation, il y a une douzaine d'années, sous le nom de kélène. On y emploie le procédé Monnet qui se base sur la formule de décomposition de l'alcool en présence de l'acide chlorhydrique.

$$C^2 H^5 OH + HCl = C^2 H^5 Cl + H^2 O$$

On peut également préparer le kélène d'une façon moins directe, par un mélange d'alcool, d'acide sulfurique et de sel marin d'après la formule chimique suivante :

$$2 C^2 H^5 OH + SO^4 H^2 + 2 NaCl = SO^4 Na^2 + 2 C^2 H^5 Cl + 2 H^2 O$$

D'autres procédés ont permis d'obtenir certains dérivés chlorés du chlorure d'éthyle qu'on a essayés en anesthésie générale. C'est ainsi que le chlorure d'éthyle chloré $C^2 H^4 Cl^2$ a été expérimenté par Nunneley en 1848, par Langenbeck en 1870, par Newman en 1880, etc. Ces auteurs signalaient la rapidité de la narcose, le réveil presque immédiat, les suites moins pénibles que lorsque l'anesthésie est faite par le chloroforme. Newman, sur 1867 cas, eut une mort par syncope ; à l'autopsie, le cœur dilaté présentait de la dégénérescence graisseuse.

Enfin, signalons un isomère du chlorure d'éthyle chloré, le bichlorure d'éthylène ou chloridène, sur lesquels MM. Soulier[1] et Briau ont fait, au Congrès de Bordeaux, en 1895, une communication. Le chloridène est un liquide incolore et volatil qui procure à la dose de 5 à 6 centimètres cubes une anesthésie rapide, sans

[1] Soulier et Briau, in *Bulletin médical*, p. 417, 1896.

excitation et facile à prolonger par l'administration de 2 centimètres cubes de temps en temps.

Les avantages du chloridène sont la rapidité du sommeil et surtout l'extrême simplicité du réveil.

M. le professeur Soulier, qui a été endormi par ce procédé, raconte que cinq minutes après le réveil, il travaillait comme si rien d'anormal ne s'était passé.

Le nombre des anesthésies faites au chloridène dans les hôpitaux de Lyon, s'éleva à 8417.

Les inconvénients de la méthode : difficulté d'obtenir la résolution musculaire, trop grande facilité du réveil et surtout un cas de mort observé, déterminèrent l'abandon du bichlorure d'éthylidène comme anesthésique général.

A l'heure actuelle, on n'emploie plus que le chlorure d'éthyle, préparé comme nous l'avons dit. La pureté du kélène est une nécessité absolue, car s'il est impur, il renferme de l'acide chlorhydrique dont l'action sur la muqueuse respiratoire peut être la cause de fâcheux réflexes.

Un moyen pour reconnaître l'état de pureté du corps, consiste à introduire ses vapeurs dans l'eau : celle-ci ne doit pas rougir le papier de tournesol, ni former de précipité avec l'acide nitrique et une solution de nitrate d'argent.

2° Le mélange de Billroth.

Si le kélène, comme nous venons de le voir, est à l'heure actuelle bien connu et bien étudié, sans doute, par cela même qu'il a été introduit récemment dans la pratique chirurgicale, le mélange de Billroth, son aîné dans la science est presque ignoré, en France tout au moins. Malgré de soigneuses recherches, c'est à peine si nous avons pu trouver, çà et là, quelques indications sur son usage.

Dans les *Éléments de pathologie chirurgicale générale* par Th. Billroth[1], traduits de l'allemand par les Drs Culman et Sengel de Forbach, en 1868, on ne trouve pas trace du mélange anesthésique. L'éther et le chloroforme seuls sont cités. C'est seulement dans la deuxième édition française, traduite d'après la douzième édition allemande par le Dr Oscar Debastaille en 1887, que nous avons enfin trouvé la trace du mélange de Billroth.

Dans la deuxième leçon de cet ouvrage, leçon sur les plaies simples des parties molles par instruments tranchants, on lit à la page 23 : « Pour supprimer la douleur des opérations, nous faisons généralement usage à présent des inhalations de chloroforme. Quant à la technique de la narcose chloroformique et aux moyens employés pour éviter et combattre les dangers qu'elle présente, vous apprendrez à les connaître en

[1] Billroth, *Eléments de pathologie chirurgicale générale*, par Th. Billroth, professeur de pathologie chirurgicale à l'Université de Vienne, traduits de l'allemand par les Drs Culman et Sengel de Forbach, 1868.

Pathologie et thérapeutique chirurgicale, par Th. Billroth, professeur de pathologie chirurgicale à l'Université de Vienne et Alex von Winiwarter, professeur de pathologie chirurgicale à l'Université de Liège. Deuxième édition française d'après la douzième édition allemande, par le Dr Oscar Debastaille, assistant à l'Université de Liège, 1887.

clinique, et vous les retiendrez mieux que si je vous faisais une description détaillée. Dans le cours de médecine opératoire, ce sujet doit être traité en détail; je me bornerai à vous dire en passant que, depuis peu, l'éther sulfurique a été plus souvent employé, au moins en dehors de l'Allemagne, qu'il ne l'était dans ces dernières années dans l'intervalle desquelles les cas de mort, à la suite de la narcose chloroformique, ont augmenté en raison directe de l'usage fréquent qu'on en fait. Je fais exclusivement usage à présent, pour la narcose, d'un mélange de trois parties de chloroforme, avec une partie d'éther sulfurique et une partie d'alcool absolu. et je suis persuadé qu'il y a moins de danger à procéder de cette façon qu'avec le chloroforme seul. » Il est sûr pourtant que, bien avant 1887, le mélange de Billroth était connu puisque dès 1879, M. le Dr Poullet[1] introduisait le premier à Lyon, et sans doute en France, le mélange de Billroth.

De son intéressant mémoire sur *l'Obstétrique et la Gynécologie à l'étranger*, lu à la Société de médecine de Lyon, le 24 novembre 1879, nous extrayons littéralement ce qui suit : « L'opération (fistule vésico-vaginale de 30 centimètres carrés de surface) a duré près de quatre heures et l'anesthésie a été soutenue tout ce temps. Je crois devoir appeler toute l'attention des chirurgiens français sur ce procédé d'anesthésie, préconisé par Billroth et employé par tous les chirurgiens de Vienne ».

[1] Poullet, L'obstétrique et la gynécologie à l'étranger. (Mémoire lu à la Société de médecine de Lyon le 24 nov. 1879 et paru *in extenso* dans le *Lyon médical* le 21 déc. 1879.)

C'est un mélange de :

Chloroforme rectifié	100	grammes
Ether	30	—
Alcool	30	—

On arrose de ce mélange un masque léger fait de tissu tricoté. On a cherché depuis longtemps en France et ailleurs, à associer les deux agents principaux d'anesthésie, mais on n'avait pas trouvé le moyen pratique. Le mélange de Billroth a été employé des milliers de fois et souvent pendant quatre ou cinq heures sans inconvénient.

Les expériences de Ludwig ont démontré que les animaux qui succombent par le chloroforme ne meurent qu'après une dépression considérable de la tension intra-artérielle.

L'éther, au contraire, produit une élévation de cette pression et excite à un haut degré, la tonicité des parois vasculaires (c'est même pour cela qu'on fait des injections sous-cutanées d'éther après les grandes hémorragies). En réunissant ces deux agents, on produit la narcose, en conservant à peu près la même pression intra-vasculaire. Après divers tâtonnements, on s'est arrêté à la formule ci-dessus, dans laquelle l'alcool entretient l'homogénéité du mélange, et agit comme tonique sur l'organisme. Ce procédé conserve presque la rapidité d'effet du chloroforme, lui donne une grande innocuité et, surtout, n'occasionne à peu près pas de vomissements aux malades. Ce dernier point a une grande importance quand on doit suturer des tissus mobiles comme la paroi vésico-vaginale, ou détacher des adhérences de kyste ovarien.

Pour la première fois, les indications et les avantages du mélange de Billroth étaient précisés. M. le Dr Poullet, que nous sommes allé voir à l'Institut Saint-Louis, dont il est le chirurgien-directeur, nous a dit être resté fidèle à la méthode qu'il a introduite en France. Depuis 1879, c'est une moyenne de 300 anesthésies par an, qui se sont faites sous ses yeux.

On peut donc admettre que sa pratique porte sur 7500 cas. Nous reproduirons plus loin l'opinion autorisée de ce chirurgien.

M. le professeur agrégé Siraud emploie depuis deux ans ce procédé d'anesthésie mixte. Son expérience personnelle est basée sur douze cents cas.

A propos de l'histoire du mélange de Billroth, il nous paraît impossible de passer sous silence divers mélanges anesthésiques qui n'en diffèrent que par la modification de la formule.

Dès la découverte du chloroforme, l'idée de diluer cet agent s'offrit à un grand nombre de ses partisans. En 1864, le Comité désigné par la Société royale de médecine et de chirurgie présenta le résultat de ses recherches. En 1883, M. Guillot[1], de Lyon, qui connaissait un rapport de M. Turner[2], de Londres, adressait une lettre ouverte au *Progrès médical* à propos d'une communication de M. Quinquaud[3] à la Société de biologie, sur un nouveau procédé d'anes-

[1] Guillot, Lettre au *Progrès médical*, 13 oct. 1883, p. 814.

[2] Turner, *Transactions of the odontological Society*, 1877.

[3] Quinquaud, Nouveau procédé d'anesthésie (*Compte rendu de la Société de Biologie*, 23 juin, 1883).

thésie par le chloroforme et l'alcool. M. Guillot cite, d'après Turner, trois mélanges :

A Alcool . . 1	*B* Chloroforme 1	*C* Chloroforme 1
Chloroforme 2	Ether . . 4	Ether . . 2
Ether . . 3		

Le premier de ces mélanges avait été proposé par le Dr Harley ; les mélanges B et C étaient employés sur une large échelle en Amérique. D'après l'auteur, les effets physiologiques de B étaient les mêmes que ceux de l'éther simple, même lenteur d'action. Les mélanges A et C avaient un mode d'action intermédiaire entre celui de l'éther et du chloroforme. C'est le mélange A qui a sa préférence, ainsi qu'un autre liquide beaucoup plus actif et qu'il employait avec succès pour extraire les dents aux enfants que l'inhalateur employé pour l'inspiration du protoxyde d'azote effrayait. Ce liquide, était composé de :

Chloroforme . . . . 2 parties
Alcool . . . . 1 partie

Sous le nom de chloraéthérine, un auteur anglais, M. Lennox Browne, employait un mélange anesthésique aussi sûr, plus agréable, et dont voici la formule :

Chloroforme . . . . 2 parties
Eau de Cologne rectifiée. . . . . . 1 partie

L'effet était rapide et le patient se réveillait de lui-même, sans nausées.

En 1867, Spencer Wells, sous le nom de chlorure de méthylène, employa beaucoup un mélange de chloroforme et d'alcool méthylique. Cet agent pénétra dans la pratique chirurgicale française sous la forme du pseudo-chlorure de méthylène et aussi sous le nom de liquide de Regnauld, lequel est composé de 80 pour 100 de chloroforme et de 20 pour 100 d'alcool méthylique. Les chirurgiens Le Fort [1] et Polaillon apportent à l'Académie de médecine, le 25 juin 1889, les résultats de leur pratique.

Stefani [2] et Vachetta vantaient, en 1880, le mélange d'alcool, de chloroforme et d'éther. Les auteurs italiens pensent que la syncope et l'asphyxie seraient moins à craindre avec ce mode d'anesthésie.

Quinquaud [3], en 1883, applique aux animaux un procédé analogue, en leur faisant respirer l'air qui est en contact avec une solution à parties égales de chloroforme et d'alcool.

A Montpellier, le professeur Tédenat, dont l'éclectisme prescrit tantôt l'éther, tantôt le chloroforme, emploie aussi très souvent le mélange A. C. E., suivant la formule de Fuster :

A : 1 partie. C : 2 parties. E : 3 parties.

Enfin, au commencement de 1902, alors que la question de l'anesthésie générale avait été longuement discutée devant la Société de chirurgie et devant l'Académie de médecine, M. le professeur Bucquoy [4],

[1] Le Fort et Polaillon, in *Compte R. d'Acad. de méd.*, 25 juin et 16 juillet 1889.

[2] Stefani et Vachetta, *Annal. univ. di med. et chir.* (juin 1880).

[3] Quinquaud, *C. R. Société de Biologie*, 1883.

[4] Bucquoy, in *Bulletin de l'Académie de médecine* (25 février 1902).

membre de l'Académie de médecine, lut, dans la séance du 25 février 1902, un travail sur le mélange A. C. E., dû à M. le Dr H. Reynès[1], chirurgien des hôpitaux de Marseille, et qu'il formule :

Chloroforme	2 parties
Alcool absolu	1 partie
Ether anesthésique	1 —

Nous dirons plus tard les avantages et les indications de ce mélange qui a donné d'excellents résultats.

[1] Reynès, Le mélange A. C. E. (*Bulletin de l'Acad. de méd.*, 25 février 1902). — Anästhesie mittelst einer Gemenges von Chloroform, Alcool und Aether, von Dr. Reynès in Marseille (*Medicinische Wochen Rundschau,* Berlin, 9 juin 1902).

CHAPITRE IV

EXPÉRIMENTATION PHYSIOLOGIQUE

1° Notions générales.

La pénétration dans le sang de l'agent anesthésiant est parfaitement démontrée à l'heure actuelle. Tous les anesthésiques sont volatils ou gazeux. Absorbés par inhalation, les gaz ou les vapeurs mêlés à l'air de la respiration, franchissent l'épithélium pulmonaire au niveau des alvéoles et sont entraînés par le torrent circulatoire d'où ils vont agir sur le protoplasma vivant. Claude Bernard[1] pensait que cette action s'exerçait par coagulation du protoplasma et suspendait ainsi, dans l'organisme, tous les phénomènes qui ont le caractère de vitalité comme la sensibilité, le mouvement, les sécrétions, pour respecter seulement ceux qui sont d'ordre physique comme la digestion et la respiration.

Pour M. Raphaël Dubois[2], c'est par déshydratation du protoplasma qu'agit l'agent anesthésique et de cette modification de l'hydratation résulte une vie latente et une suspension des manifestations vitales.

[1] Claude Bernard, *Leçons sur les anesthésiques.*

[2] Raphaël Dubois, *C. R. Société de Biologie*, 1888. — *Revue générale des sciences*, 15 septembre 1891.

Un autre point important à connaître pour expliquer l'anesthésie chirurgicale a été bien mis en lumière par Dastre[1], c'est que l'action de l'anesthésique est *universelle* et *classée.* « Le corps, dit-il, est un assemblage de parties différentes. Chacun de ses éléments est frappé à son tour, à son rang hiérarchique, et le plus longtemps résistant est celui dont la fonction est la moins élevée dans l'économie. » En premier lieu, c'est le cerveau, l'organe noble par excellence qui est frappé, d'où résulte la perte de la conscience et de la sensibilité, fonctions des hémisphères cérébraux. Il y a ensuite une gradation nécessaire de l'envahissement nerveux, et il faut que l'action de l'anesthésique respecte les parties du système nerveux qui gouvernent la respiration et le cœur. « Si le rouage nerveux qui règle les battements du cœur ou celui qui préside aux mouvements du poumon cesse de fonctionner, la mort survient à brève échéance dans tous les organes et dans tous les tissus. » Entre la dose utile de l'anesthésique et la dose mortelle qui va atteindre ce rouage nerveux, il existera une certaine étendue qui est la zone maniable, considérable avec l'éther et le chlorure d'éthyle, très courte au contraire avec le chloroforme. Il est, d'ailleurs, prouvé par les physiologistes que le bulbe, qui est le centre cardiaque et respiratoire, est justement la partie du système nerveux le mieux défendue. C'est l'*ultimum moriens*, disait Charcot.

Telles sont les notions établies nettement par les physiologistes. L'observation des chirurgiens[2] n'a fait

[1] Dastre, *loc. cit.*

[2] Duret, *loc. cit.*

que de les confirmer en désignant dans la marche de l'anesthésie quatre périodes : la première, est marquée par la suspension des fonctions du cerveau, d'où résulte le sommeil ; la seconde, par l'abolition des fonctions du département de la moelle qui préside aux réactions musculaires, d'où l'inertie et la révolution du muscle ; enfin, en dernier lieu, le bulbe est atteint, d'où la cessation de la respiration et l'arrêt du cœur, la mort, conséquence fatale de l'anesthésie poussée à son terme extrême.

Rappelons enfin, pour en finir avec ces notions de de physiologie communes à tous les anesthésiques, que le poison qui abolit les propriétés d'un organisme nerveux commence par les exalter. Cette loi générale explique que l'excitation précède d'habitude la paralysie dans chacune des trois phases indiquées.

2° Physiologie du chlorure d'éthyle.

Employé comme anesthésique général, le chlorure d'éthyle a une rapidité d'action telle, qu'il est difficile d'observer comme avec l'éther ou le chloroforme ces diverses phases physiologiques que nous avons signalées. La phase d'excitation est très atténuée. A peine le patient a-t-il fait quelques inspirations de vapeurs anesthésiques que, sans excitation, il s'endort.

Il semble que le kélène ait le pouvoir de brûler les étapes, de franchir d'un bond les phases d'excitation cérébrale et médullaire. Cette rapidité d'action, cette sidération, comme on dit, est un des meilleurs avantages de son emploi et il ne semble pas que ce soit un danger. La phase bulbaire n'est pas atteinte et il paraît démontré, comme nous le verrons, que la zone maniable du kélène est considérable.

Avec Reboul [1], nous diviserons l'anesthésie par le chlorure d'éthyle en trois périodes : période analgésique du début, période anesthésique, période analgésique de retour.

Pendant la *période analgésique du début*, qui dure de vingt à trente secondes et commence dès la deuxième inspiration, le malade ne sent plus, mais il ne dort pas et il fait des mouvements.

Pendant la *période anesthésique* qui dure de deux à trois minutes, le patient est en résolution musculaire et dort profondément.

Pendant la *période analgésique de retour*, qui commence vers la troisième minute, le malade remue, peut causer, mais il ne sent pas.

Action sur la respiration : On a noté de l'accélération des mouvements respiratoires. A signaler surtout, une phase d'apnée assez fréquente et qu'il faut connaître pour ne pas s'effrayer à tort. Cette phase d'apnée ne dure que quelques secondes, et il suffit pour la voir disparaître de laisser arriver au patient un peu d'air frais.

Action sur la circulation : Malherbe [2] et Roubinovitch qui, dans 24 cas, ont mesuré avec le sphygmo-

[1] Reboul, Cf. *Bulletin de la Soc. de chirurgie*, séance du 19 février 1903.

[2] Malherbe et Roubinovitch, *Recherches expérimentales sur le chlorure d'éthyle* (Comm. à l'Acad. de méd., juin 1902).

manomètre de Potain la tension artérielle avant le sommeil, pendant et après, concluent que le chlorure d'éthyle diminue la tension, mais qu'au réveil celle-ci revient au degré primitif. Le pouls suit les mêmes modifications, diminue pendant le sommeil, augmente et revient à son chiffre primitif au réveil.

Action sur le système nerveux : Nous avons déjà signalé cette rapidité de la narcose qui est la caractéristique du kélène. La phase d'excitation est à peine esquissée. Il faut retenir aussi des expériences de Kœnig[1] la diminution d'excitabilité des nerfs vagues. Il y aurait donc, sous l'influence du chlorure d'éthyle et dans les conditions normales, une inhibition du centre modérateur, ce qui expliquerait jusqu'à quel point les syncopes cardiaques secondaires pourraient être prévenues.

Action sur le tube digestif : Le tube digestif semble tolérer admirablement les vapeurs du chlorure d'éthyle.

On a pu endormir sans vomissements des malades qui venaient de manger.

Action sur le système urinaire : Girard[2] et Malherbe, en expérimentant sur l'animal, ont vu quelques cas d'albuminurie passagère. Ce serait là un point important à élucider et à réserver pour l'avenir.

Action toxique : Des expériences faites sur l'animal ont prouvé le peu de toxicité du chlorure d'éthyle.

Malherbe a volontairement forcé la dose dans cinq

[1] Kœnig, *loc. cit.*
[2] Girard, *loc. cit.*

anesthésies sur le chien, allant jusqu'à 15, 20, 30 grammes de kélène sans provoquer d'accident grave.

Chez l'homme on a pu répéter jusqu'à dix inhalations successives de 4 à 3 centimètres cubes chacune, sans accident. Nous rapporterons plus loin une observation où il a été donné la dose formidable de 130 centimètres cubes. Nous citerons de nombreuses observations de cardiaques, de tuberculeux anesthésiés par le chlorure d'éthyle sans inconvénient.

A côté de ces faits très favorables, nous aurons malheureusement à relater plusieurs cas de mort par le chlorure d'éthyle et nous en discuterons l'observation détaillée avec tout le soin qu'exige l'importance de la question (*cf.* p. 80).

3° Physiologie du mélange de Billroth.

Le patient qui respire le mélange de Billroth respire à la fois trois choses : des vapeurs de chloroforme, des vapeurs d'éther et des vapeurs d'alcool.

Dans les conditions de quantité et de durée où elles interviennent, les vapeurs de chloroforme jouent le plus grand rôle dans l'anesthésie. Mais leur action sur l'organisme est très modifiée, du fait de la présence des vapeurs d'éther et d'alcool.

Paul Bert [1] a établi, par une série de travaux sur la pression barométrique et sur les anesthésiques une loi générale qui est le principe même de la méthode

[1] Paul Bert, Méthode d'anesthésie prolongée par des mélanges dosés d'air et de vapeurs de chloroforme (*C. R. de Société de biologie*, p. 409, 1883).

des mélanges titrés. Cette loi est la suivante : *l'action des gaz et des vapeurs sur l'être vivant est réglée par leur tension partielle.* C'est ainsi que pour la chloroformisation par exemple, la pénétration du chloroforme dans l'organisme dépend de la composition centésimale du mélange d'air et de chloroforme. Avec un mélange déterminé, l'organisme absorbe du chloroforme jusqu'à ce que la tension de la vapeur chloroformique dans le sang soit égale à la tension de la même vapeur dans l'atmosphère offerte. A partir de ce moment et, si le mélange ne se détitre pas, l'équilibre est établi et le sang n'emprunte plus rien à l'atmosphère anesthésiante. Paul Bert, par de nombreuses expériences, a bien montré qu'un mélange à titre fixe est préférable pour l'anesthésie. Pour le chien, par exemple, l'anesthésie est tranquille et complète en quatre ou cinq minutes avec un mélange de 10 grammes de chloroforme, soit 6 cc. 6 dans 100 litres d'air. C'est le mélange à 10 pour 100. Un mélange inférieur à 2 pour 100 ne produit que de l'engourdissement. Au contraire, un mélange à 25 pour 100 produit une narcose rapide, mais l'animal meurt en quinze minutes, alors qu'il a absorbé, en somme, une quantité de chloroforme beaucoup moindre que si on l'avait endormi pendant deux heures avec le mélange à 10 pour 100.

La méthode de Paul Bert fut appliquée à l'homme dans le service du chirurgien Péan, à l'hôpital Saint-Louis, avec le mélange à 8 pour 100. On obtint une anesthésie très régulière, sans syncope, ni complications. Malheureusement, l'outillage était trop compliqué, peu portatif et assez coûteux.

Quinquaud[1] eut alors l'idée de dissoudre le chloroforme dans l'alcool qui va laisser échapper la vapeur anesthésique avec une tension inférieure à la tension normale. C'était là une façon plus pratique, tout en étant plus grossière et moins scientifique aux yeux des physiologistes, d'obtenir une anesthésie par la méthode des mélanges titrés.

Faut-il croire que la présence de l'alcool dans le mélange de Billroth ne fait qu'abaisser la tension des vapeurs d'éther et de chloroforme ? Non, sans doute. Stefani[2] et Vachetta avaient remarqué que l'homme légèrement alcoolisé est anesthésié plus rapidement et, chez les chiens auxquels ils faisaient prendre de fortes doses de vin de Marsala, ils obtinrent le même résultat. C'est que l'alcool est par lui-même un poison anesthésiant dont l'action s'ajoute à celles du chloroforme et de l'éther. M. P, Dubois[3], après avoir étudié expérimentalement l'influence de l'alcool sur l'action physiologique du chloroforme arriva à conclure que, dans l'état d'alcoolisme aigu, l'anesthésie se produit plus rapidement, mais la résistance de l'animal est moindre. Il faut distinguer ici l'alcoolisme aigu et l'alcoolisme chronique. Tous les chirurgiens ont observé que la résistance à l'anesthésie chez l'alcoolique chronique est singulièrement augmentée. Il y a chez lui une sorte

[1] Quinquaud, Procédé d'anesthésie par solutions titrées d'alcool et de chloroforme (*C. R. Société de biologie*, p. 425, 1883).

[2] Stefani et Vachetta, *loc. cit.*

[3] P. Dubois, Note sur l'anesthésie par le mélange de liquides neutres (*C. R. Société de biologie*, Paris, 1883 ; *Progrès médical*, novembre 1883).

d'accoutumance au poison anesthésique qui s'explique par l'analogie qui existe entre l'alcool et le chloroforme au point de vue de leur action physiologique générale. De même, chez l'alcoolique privé de sa ration journalière d'alcool, il se produit ce que P. Dubois appelle très justement l'alcoolisme de retour et il faut, avant que la résolution musculaire soit obtenue, que le chloroforme supplée à la quantité d'alcool qui manque à son organisme habitué à sa dose de poison comme l'organisme du morphinomane à sa dose de morphine.

Toutes ces considérations sur le rôle physiologique de l'alcool ont leur importance. Elles nous montrent bien l'analogie frappante qui existe entre l'alcool et le chloroforme. Leurs effets s'ajoutent l'un à l'autre.

De plus, la présence de l'alcool dans le mélange joue un rôle tonique sur le cœur. Des expériences du Dr Sanson ont bien montré ce rôle joué par l'alcool. Cet expérimentateur constate en effet que l'alcool avait la plus grande influence pour soutenir l'action du cœur pendant la chloroformisation. Une grenouille qu'il avait alcoolisée n'a pu périr, bien qu'il eût poussé la chloroformisation au plus haut degré. Aussi, prétend-il que l'administration d'un peu de stimulant alcoolique ne saurait avoir que de l'avantage.

Enfin la présence de l'alcool dans le mélange en assure la conservation et l'homogénéité.

Quant à l'association de l'éther et du chloroforme, la physiologie nous en montre encore les avantages. De nombreuses expériences ont montré que l'un des dangers du chloroforme était l'abaissement brusque de la pression sanguine. Récemment, Blauel[1] a repris cette étude, en mesurant la pression sanguine, au moyen du tonomètre de Gärtner, au cours d'une centaine d'opérations de tout genre pratiquées avec l'éther, ainsi que pendant 37 narcoses par le chloroforme. Dans la plupart des cas, exactement 79 pour 100, l'administration de l'éther provoqua une augmentation de pression sanguine et dans 9 pour 100 des cas, cette pression oscilla autour de la normale; la courbe de pression présenta d'ordinaire au début une ascension rapide, puis des oscillations plus ou moins considérables, dues parfois à une nouvelle administration de l'éther et, en cas d'abaissement, à certains actes opératoires. Au contraire, avec le chloroforme, Blauel obtint dans les 4/5 des narcoses une diminution de pression. Et pourtant, les individus soumis à la chloroformisation étaient plus vigoureux que ceux soumis à l'éthérisation. En outre, la courbe est très irrégulière avec des abaissements brusques de pression que rien ne vient motiver.

De ces intéressantes expériences, il est bien permis de penser que l'association de l'éther au chloroforme aura pour effet de régulariser la pression. De plus, l'éther du mélange vient se joindre à l'alcool pour opposer son action tonique et excitante à l'affaiblissement du cœur par le chloroforme.

C'est le lieu de rappeler ici la grosse objection faite

[1] Blauel, De l'état de la pression vasculaire chez l'homme pendant la narcose à l'éther et au chloroforme (cité par Dumont, in *Handbuch der allgemeinen und lokalen Anaesthesie)*.

par Dastre[1] à l'emploi des mélanges anesthésiques. Il est fatal, dit-il, que le mélange se détitrera et que son activité, à la fin, diffèrera de ce qu'elle est au commencement. La même objection avait été faite au mélange de Billroth à la séance du 24 novembre 1879 de la Société de médecine de Lyon, alors que M. le Dr Poullet[2] venait d'en donner la formule. Il est dangereux, disait M. Ferrand, d'employer le mélange de Billroth, car en tenant compte des densités différentes, on se demande si l'on n'est pas exposé à pratiquer dans la même séance une éthérisation et une chloroformisation. On s'expose à trouver le chloroforme au fond du sac.

Au point de vue scientifique et théorique, il est évident que l'objection de Dastre et de Ferrand est juste, mais nous verrons plus loin qu'on peut échapper à l'inconvénient du détitrage en donnant le mélange de Billroth goutte à goutte et sur le petit masque à chloroforme, de façon à laisser au chloroforme le temps de se volatiliser. Il faut se placer au point de vue pratique, non pas au point de vue théorique. C'est le cas de rappeler la formule un peu prétentieuse : « La physiologie peut donner des avis, la clinique seule rend des arrêts. »

[1] Dastre, *loc. cit.*
[2] Poullet, *loc. cit.*

CHAPITRE V

EXPÉRIMENTATION CLINIQUE. TECHNIQUE

Comme dans toutes les anesthésies générales, il y a un certain nombre de petites précautions à prendre, dont l'oubli, ici comme ailleurs, peut être la cause de graves accidents. Le malade est à jeun depuis quelques heures au moins — bien qu'avec le kélène, les vomissements soient peu abondants, la mesure est sage — et de préférence placé dans le décubitus dorsal (ici, une restriction à faire pour les opérations dentaires qu'on peut pratiquer sans danger dans la position demi-couché sur le fauteuil opératoire). Les vêtements sont enlevés (pas de corset surtout) et remplacés par une couverture de laine ; l'épigastre est mis à nu ; on enlève les fausses dents et on s'assure d'un coup d'œil qu'on a sous la main les objets indispensables, pince à langue, écarteur des mâchoires, etc...

Récipients. — Le chlorure d'éthyle est ordinairement renfermé dans des tubes en verre gradués d'aspects divers.

La plupart des tubes sont d'une contenance de 50 centimètres cubes et pourvus à une de leurs extrémités d'une armature métallique sur laquelle un clapet, fonctionnant au moyen d'un petit levier, obture l'orifice de sortie. Une légère pression sur le levier suffit à l'ouvrir, tandis que le liquide, que le contact de la main avec le verre suffit à faire bouillir, se projette vivement en un mince jet.

Un autre système de fermeture, beaucoup moins commode évidemment, est celui des tubes ordinaires à anesthésie locale. Une simple capsule métallique se visse sur l'armature métallique et doit être dévissée complètement à chaque intervention. Si l'on n'a sous la main que des petits tubes de la contenance de 10 centimètres cubes, dont le système de fermeture est à capsule vissée, on a tout avantage à dévisser en même temps trois tubes de façon à projeter à la fois plus de chlorure d'éthyle et diminuer ainsi la perte par évaporation. Malherbe conseille de dévisser les tubes seulement aux trois quarts, le liquide au lieu de jaillir tombant alors sous forme de grosses gouttes.

Dans la pratique lyonnaise, nous n'avons vu employer que le tube de Monnet, de 50 centimètres cubes, avec fermeture à levier. A notre avis, c'est le système préférable.

Quant au mélange de Billroth, il est simplement renfermé dans de petits flacons compte-gouttes de la contenance de 40 à 60 centimètres cubes.

Les appareils à anesthésie. — Pour le Billroth, l'instrumentation est très simple. Un carré de flanelle monté sur une armature métallique formant un petit masque est le meilleur instrument. Nous signalerons une modification pratique apportée au masque à chloroforme habituel et dont nous devons la connaissance à M. Goullioud, chirurgien de l'hôpital Saint-Joseph : le mélange de Billroth s'administrant à doses plus larges que le chloroforme, il y a intérêt à éviter que l'excès du liquide non évaporé brûlât la face du patient. Pour cela, il suffit de fixer, au pourtour de la base de l'armature métallique qui supporte la flanelle, une petite gouttière où le liquide en excès vient couler pour, de là, aboutir à un orifice auquel est adapté un tube en caoutchouc. Le grand masque à éther ne vaut rien, car il nécessite l'emploi des doses massives et permet l'accumulation au fond du masque des vapeurs chloroformiques.

Sans nous attarder à décrire les nombreux appareils employés pour l'administration du chlorure d'éthyle par les divers expérimentateurs, nous citerons simplement les principaux, en complétant les indications de Girard[1] :

Schœnemannsche Glasmaske modifié (Billeter et Brodtbeck).

Brenker'sche Korb (Hacker, d'Innsbrück).

Wagner, Longar'sche, masque à éther modifié (Kœnig).

Masque de Julliard modifié (Dumont-Doyen).

Inhalateur d'Esmarch (Tuttle).

Masque de Schulmeister de Vienne, modifié (Pollosson).

Masque de Ware.

Appareil de Guillmeth.

Appareil de Crésantignes.

Procédé de la compresse (Malherbe).

[1] Girard, *loc. cit.*

Le masque le plus employé est une modification du masque de Schulmeister. De forme ovalaire, de façon à emboîter le nez et la bouche, son bord est recouvert d'un coussinet en caoutchouc gonflé d'air, qui lui permet de s'appliquer hermétiquement sur la face du patient sans laisser passer d'air. L'appareil est pourvu à sa partie supérieure de deux soupapes métalliques très sensibles : l'une, qui sert à l'aspiration, l'autre, à l'expiration. Devant la soupape d'aspiration est fixé, au moyen d'un cylindre métallique de quelques centimètres de long, un petit réservoir en forme de boule ou de grelot. C'est dans ce grelot et par une petite ouverture en forme de fente que l'on place un tampon d'ouate sur lequel sera projeté le kélène. Ce tampon est assez épais pour retenir tout le liquide projeté qui, sans cela, tomberait sur le nez ou sur la bouche du patient.

Procédé du masque. — Le masque est appliqué d'abord à vide sur la figure du patient et soigneusement ajusté. On exerce alors le malade à respirer et on peut vérifier le bon jeu des soupapes inspiratoire et expiratoire. Dans un cas, cité par Girard [1], il y eut même une autosuggestion curieuse, la malade s'endormant pendant cette manœuvre préliminaire. Le tampon d'ouate étant introduit dans le grelot, on applique plus étroitement le masque en le pinçant de chaque côté du nez avec le pouce et l'index gauche, et, la main droite, quand elle est libre, maintenant l'appareil sur le menton. Il importe en effet, pour avoir un résultat satis-

[1] Girard, *loc. cit.*

faisant, que le malade n'absorbe au début que de l'air surchargé de vapeurs anesthésiantes.

On doit projeter au début une dose assez forte de kélène, 5 à 6 centimètres cubes d'après Hacker, 5 à 10 d'après Pollosson, 4 à 5 suivant Malherbe. Chez la plupart des malades, la dose de 5 centimètres cubes suffit; chez d'autres, il faudra 10 centimètres cubes. Il est facile de comprendre en effet que la dose doit varier suivant l'âge, le sexe et le tempérament du sujet; l'enfant et la femme s'endorment avec une dose de 2 centimètres cubes, alors que l'homme alcoolique peut exiger 10 centimètres cubes d'emblée et parfois même se montrer réfractaire.

Le malade doit alors respirer profondément, ce qu'il fait d'habitude très volontiers car, dès les premières inhalations, l'impression n'est pas désagréable et l'anesthésie arrive très vite. Quelques chirurgiens font compter le malade à haute voix; d'autres, au contraire, recommandent le calme le plus absolu.

Au début de l'anesthésie, il arrive quelquefois que certains sujets retiennent leur respiration, volontairement ou non. Il convient d'être prévenu du fait pour ne pas s'en effrayer ni alarmer l'opérateur en lui criant: le malade ne respire plus. Ce moment d'apnée n'est pas dangereux; il suffit de lever le masque pour voir aussitôt la respiration redevenir normale et la narcose arriver.

Parfois, il suffit d'une minute, quelquefois moins, pour arriver à l'anesthésie. Le plus souvent, il faut au moins deux minutes et, chez certains alcooliques, il faut plus de cinq minutes. Si, dès la première dose et dès la seconde minute la narcose ne vient pas, on doit continuer de minute en minute à projeter dans le grelot 2 à 3 centimètres cubes de chlorure jusqu'à ce qu'on ait obtenu le résultat cherché.

Le sommeil s'obtient d'habitude sans agitation, sans vomissement et la dilatation pupillaire est assez constante pour que M. Nové-Josserand la regarde comme un signe pathognomonique de la narcose complète. D'ordinaire, le malade reste endormi avec sa première dose, pendant cinq à huit minutes, le masque restant en place. On peut ainsi faire une petite opération et prolonger d'ailleurs la durée de l'anesthésie, en ajoutant à nouveau de petites doses de kélène de minute en minute et en se basant pour cela sur l'apparition du réflexe oculo-palpébral.

Dans des mains expérimentées, l'anesthésie à dose discontinue a pu être prolongée sans inconvénient une trentaine de minutes et nous citerons une observation où la narcose ainsi faite a exigé l'emploi de 130 centimètres cubes de chlorure d'éthyle.

Mais le triomphe du kélène et sa véritable indication, c'est une intervention de courte durée. Le réveil est rapide, très rapide et souvent les malades de consultations externes ont pu regagner leur domicile seuls et immédiatement après avoir subi une intervention sous anesthésie.

Dans une opération de longue durée, on pourrait, il est vrai, remédier à un réveil brusque en redonnant au patient une forte dose de kélène (4 à 5 centimètres cubes) qui rétablit le calme. Mais il n'est pas toujours commode d'apprécier le moment où il faut verser une dose nouvelle, le réflexe oculo-palpébral ne donnant pas toujours des indications certaines, et ces réveils fréquents sont pénibles et pour le malade qui souffre et ne s'endort plus aussi facilement et pour le chirurgien qui s'impatiente, le bistouri à la main.

C'est que le chlorure d'éthyle a les inconvénients de ses avantages. Son action est prompte : il endort vite, il réveille vite. Pour une opération chirurgicale de quelque importance, il est tout indiqué de recourir à l'anesthésie mixte.

Dans l'anesthésie mixte — et ce sera une des conclusions de notre travail — on emprunte au kélène ses avantages et on lui laisse ses inconvénients. Dès que l'insensibilité est absolue, dès que la dilatation pupillaire est amorcée, entre la première et la quatrième minute en moyenne, on enlève le masque à chlorure et on lui substitue ou le bonnet à éther, ou le petit masque qui sert à la fois pour le chloroforme et pour le mélange de Billroth.

Beaucoup de chirurgiens, à l'heure actuelle, utilisent le chlorure d'éthyle au début de l'anesthésie, mais bien peu la continuent par le mélange de Billroth. Et pourtant, ce mélange combiné au kélène rend ici un excellent service en ne causant pas cette réaction souvent tumultueuse que produit l'éther ou le chloroforme, au moment précis où on met de côté le chlorure d'éthyle.

Quant au mode d'administration du mélange de Billroth, il est simple. C'est le procédé goutte à goutte employé comme pour le chloroforme, mais un peu plus vite, à doses plus larges.

Procédé de la compresse. — Nous décrirons avec

quelques détails ce procédé qui nous a séduit par sa simplicité et ses avantages, d'après les indications de Malherbe[1] qui a beaucoup contribué à propager son emploi.

Les masques, quel que soit leur modèle, présentent des inconvénients nombreux. Leur constitution souvent compliquée les rend très fragiles ; le jeu des soupapes venant à se fausser peut occasionner des accidents graves. La masque est malpropre, car la présence du caoutchouc rend impossible sa désinfection à l'étuve. En outre, plusieurs masques ont le grave inconvénient de cacher toute la face, rendant ainsi difficiles la surveillance de cette région et des yeux et aussi certaines opérations sur la figure. Enfin, dernier reproche, la capacité assez grande du masque rend indispensable l'usage d'une quantité assez considérable de chlorure d'éthyle qu'on peut diminuer économiquement par le procédé de la compresse.

Avant Malherbe, divers essais furent tentés. M. Chaminade[2], de Bordeaux, emploie un mouchoir ordinaire mis en cornet et dans les plis duquel on a inséré une feuille de papier parcheminé. Au fond du cornet, on met une boule d'ouate hydrophile qui reçoit le jet du chlorure. Un auteur, dont le nom n'est pas cité, aurait même préconisé l'emploi d'un suspensoir recouvert d'une feuille de taffetas imperméable.

Dès l'année 1900, Malherbe[3] avait expérimenté un

[1] Malherbe, *loc. cit.*

[2] Chaminade, *Considérations cliniques sur un nouvel anesthésique* (Comm. Société de méd. et de chirurgie de Bordeaux, 20 décembre 1901).

[3] Malherbe et Laval, *loc. cit.*

nouveau mode d'administration du chlorure d'éthyle qu'il a appelé « procédé de la compresse ».

Nous emprunterons à cet auteur la description de son procédé pour l'application duquel il suffit d'une simple compresse en toile ayant 30 centimètres carrés de surface.

La compresse tapissant l'intérieur de la main droite fortement creusée, de façon à éviter une trop grande surface d'évaporation, on dirige dans le creux de cette compresse, soit les jets de deux ou trois tubes ordinaires de chlorure d'éthyle, tubes qui servent à l'anesthésie locale, soit le jet d'un tube à clapet fonctionnant au moyen d'un levier. Suivant l'âge, on projette de 2 à 5 centimètres cubes de liquide, lequel, grâce à la forme concave donnée à la compresse, n'a pas de tendance à s'évaporer.

Sans perdre de temps, on applique la compresse, toujours disposée en cornet et recouverte par la face palmaire de la main droite, sur le nez et la bouche du patient, en invitant ce dernier à faire des inspirations profondes. De la main gauche on maintient la tête et la mâchoire inférieure.

Il est absolument nécessaire de ne pas laisser respirer d'air libre. Mais il ne faut pas, ainsi que quelques opérateurs le font, interposer entre les doubles de la compresse un taffetas ou une toile imperméable ; il faut laisser à l'air expiré la possibilité de s'échapper à travers le tissu de la compresse qui remplace ainsi les soupapes inspiratoire et expiratoire du masque.

Avec le procédé de la compresse, si les malades font de grandes inspirations ou lorsqu'il s'agit d'enfants qui poussent des cris, il arrive qu'ils sont sidérés avec une rapidité étonnante : en douze à quinze secondes.

Il faut bien savoir aussi que certains malades, dès l'application de la compresse, retiennent leur respiration, soit volontairement, soit par crainte. Il suffit de retirer la compresse légèrement et de la réappliquer aussitôt pour les voir faire une inspiration profonde, suivie d'autres inspirations régulières et en vingt à trente secondes, la narcose est complète.

La conduite à tenir est alors la même que celle que nous avons indiquée plus haut pour le procédé du masque. Mais, répétons-le, la compresse est le procédé de choix. On peut résumer ses avantages en quelques mots : facilité de technique, sécurité plus grande, économie de temps et de kélène, commodité de la désinfection. Signalons aussi qu'avec le procédé de la compresse on a un nouveau signe pathognomonique de la narcose complète : la main qui recouvre la compresse éprouve la sensation d'une évaporation froide qui, chassée par l'expiration, vient passer entre les espaces digitaux. A ce moment, pour nous qui préconisons l'anesthésie mixte, il faut rejeter la compresse et appliquer vivement le cadre qui sert pour l'administration du mélange de Billroth.

Remarques : Période préanesthésique. — D'une façon générale, le début de l'anesthésie se fait sans impression pénible, sans cette répulsion instinctive qui fait faire des mouvements de défense très violents comme cela s'observe avec l'éther et le chloroforme.

Divers auteurs ont signalé avec Reboul, que nous avons déjà cité, une période d'analgésie qui précède l'anesthésie proprement dite. Au point de vue clinique, il n'est pas toujours facile de retrouver cette période d'analgésie du début, de même que la période d'analgésie de retour.

La dilatation pupillaire que l'on n'observe pas toujours chez l'adulte serait très fréquente chez les enfants, puisque M. Nové-Josserand la regarde comme un signe pathognomonique de la narcose complète. C'est au moment de la dilatation pupillaire qu'il met le bonnet à éther.

Sommeil. — Le sommeil est obtenu, comme nous l'avons dit déjà, dans un temps qui varie d'une à trois minutes habituellement. La sensibilité disparue, les réflexes éteints, la résolution musculaire arrive le plus souvent.

Verneuil (de Bruxelles) et Wiesner avaient fait remarquer que, sauf chez les enfants, la résolution musculaire n'était pas toujours obtenue. Pour nous, qui donnons la préférence à l'anesthésie mixte, cet inconvénient n'existe pas.

On a signalé pendant le sommeil l'existence assez commune de sueurs abondantes, surtout sur la face.

Les vomissements sont rares, le réflexe oculo-palpébral assez souvent conservé.

Réveil. — Remarquable par sa rapidité, le réveil ne laisse pas de suites fâcheuses. Le shock opératoire est peu accentué, même après une longue opération; le cerveau reprend vite ses fonctions.

CHAPITRE VI

OBSERVATIONS. STATISTIQUES. CAS DE MORT PAR LE CHLORURE D'ÉTHYLE

En anesthésie, pour faire une preuve, il faut apporter des centaines d'observations.

Pendant trois mois, nous avons, presque chaque jour, consacré quelques heures à cette thèse, mais nous n'avons jamais eu la prétention d'apporter ici une grosse statistique personnelle, exigeant beaucoup de patience et une perte de temps considérable. Ces statistiques, à notre avis, ne peuvent sortir que de la plume des chirurgiens qui méthodiquement font noter, chaque matin, les résultats d'une longue série de narcoses. Pour nous qui, pressé par le temps, avions le souci de notre éducation clinique, il nous a semblé préférable de glaner un peu partout quelques observations intéressantes concernant, soit l'anesthésie par le chlorure d'éthyle, soit l'anesthésie par le mélange de Billroth employé isolément, soit enfin l'anesthésie mixte par l'emploi combiné du kélène et du mélange de Billroth.

Nous reproduisons une statistique de Malherbe et Laval sans vouloir fixer par là le nombre des anesthésies au chlorure d'éthyle. Nous ferons même remarquer qu'à l'heure actuelle où l'emploi du chlorure d'éthyle commence à se généraliser, on peut, sans hésitation, doubler le chiffre obtenu par Malherbe et n'avoir encore par ce moyen qu'un résultat très probablement au-dessous de la réalité.

Si nous avons rapporté quelques observations personnelles, c'est simplement pour faire voir les diverses phases de l'anesthésie par l'emploi combiné du kélène et du mélange de Billroth.

Nous relatons enfin, avec beaucoup de détails, les cas de mort par le chlorure d'éthyle connus à ce jour.

CARDIAQUES ANESTHESIES AU CHLORURE D'ETHYLE

(Observations *in* thèse de Rabejac)

Observ.	NOM, AGE	DIAGNOSTIC	OPÉRATION	QUANTITÉ de chlorure employé	ÉTAT DU SUJET		
					AVANT	PENDANT	APRÈS
I	X. .. 45 ans	Adénite iliaque	Ablation	4 gr.	Insuffisance mitrale P. 60. Epilepsie	Anesthésie régulière. P. 60	Suites nulles. Anesthésie continuée au chloroforme.
II	Marie W..., 54 ans	Varices de la jambe	Résection	4 gr.	Insuffisance mitrale P. 96	P 88 Régulier	Id.
III	B..., 22 ans	Luxation de phalange	Réduction sanglante	5 gr.	Rétrécissement mitral P. 63	P. 57, calme	Id.
IV	Marie C..., 30 ans	Phlegmon du bras	Incisions	3 gr.	Myocardite aiguë P. 120	Aucune défaillance	Suites nulles
V	Augustine L..., 33 ans	Furoncle antracoïde volumineux	Incision Curettage	4 gr	Insuffisance mitrale P. 75	P. 66, bon	Suites nulles. Se lève et s'en va à pied. Venait de manger.
VI	Maurice P..., 22 ans	Phlegmon diffus	2 incisions de 8 centimètres	10 gr. en 2 doses	Insuffisance mitrale Névrosisme. P. 120	P. 132-126 Calme, régulier	Suites nulles Venait de manger
VII	Jacques G..., 68 ans	Mal perforant plantaire	Incision	11 gr. en 2 doses	Insuffisance mitrale. Bronchite chronique. Toux. P. 90	P. 90, régulier Respirat. calme	Suites nulles
VIII	Antonin D..., 55 ans	Plaie du cuir chevelu	13 points de suture	4 gr.	Rétrécissement mitral P. 100	P. 96 Non modifié	Id.
IX	Léopold G..., 40 ans	id	Sutures	10 gr en 2 doses	Réformé pour tachycardie essentielle. P. = 124	P. = 130 Non modifié	Id. Regagne à pied son lit
X	Raymond B..., 72 ans	Ulcère trophique de la jambe	Amputation de la cuisse	11 gr en 2 doses	Pouls faible, intermittent = 100-105	P. 100-105 Anesthésie parfaite de 20 min.	Boit bientôt après
XI	Maurice P. ., 22 ans	Phlegmon diffus	Incisions	4 gr.	Insuffisance mitrale P. = 112	P. 112	Continue son repas interrompu par opér.
XII	Ferdinand F..., 75 ans	Ostéite du coude	Incision Curettage	10 gr. en 3 doses	Insuffisance mitrale P. = 87. Tens. = 19	P. = 87 Tension = 19	Suites nulles
XIII	Augustine C..., 23 ans	Gangrène gazeuse de région scapulaire	6 incisions parallèles au thermocautère.	17 gr. en 5 doses	Myocardite aigue Syncopes fréquents P. = 108	P = 104	Suites nulles

PULMONAIRES ENDORMIS AU CHLORURE D'ÉTHYLE

(Observations *in* thèse de Rabejac)

Observ.	NOM, AGE	DIAGNOSTIC	OPÉRATION	AFFECTION pulmonaire	QUANTITÉ de chlorure	DURÉE	SUITES
XIV	Marguerite C..., 43 ans	Synovite bacillaire du poignet	Incision Curettage	φ θ	10 gr.	10′	Néant
XV	Raymond B..., 72 ans	Ulcère trophique de la jambe	Amputation de la cuisse	Bronchite chronique Emphysème	11 gr.	20′	Id.
XVI	Auguste B..., 45 ans	Pleurésie putride	Pleurotomie et résection costale	Pleurésie putride	4 gr.	5′	Id.
XVII	Joseph G..., 23 ans	Testicule tuberculeux	Castration	φ θ	4 gr.	3′	d.
XVIII	Albert A..., 25 ans	Ostéite bacillaire du pouce et du 1er métacarpien	Désarticulation du pouce et du métacarpe	φ θ	4 gr.	3′	Id.
XIX	Paul C..., 19 ans	Hernie inguinale	Cure radicale	φ θ	5 gr.	3′	Id.
XX	Henri C..., 42 ans	Mal perforant plantaire	Désarticulation du gros orteil	Bronchite généralisée	4 gr.	5′	Id.
XXI	Marie J..., 72 ans	Phlegmon main	2 incisions	Bronchite généralisée	4 gr.	1′	Id.
XXII	Louis C..., 5 ans	Adéno-phlegmon	Incision Curettage	Bronchite aiguë	6 gr. en 2 doses	4′20″	Id.
XXIII	Marie J..., 43 ans	Section tendineuse	Sutures	Bronchite généralisée	4 gr.	12′	Id.
XXIV	Jeanne B..., 36 ans	Phlegmon diffus	2 incisions	Congestion pulmonaire par intoxication chloroformique	6 gr.	2′	Id.
XXV	Eulalie R..., 25 ans	Synovite fongueuse du poignet	Excision	φ θ Asthme	8 gr. en 2 doses	5′	Id.
XXVI	Claire C..., 57 ans	Epithélioma de la paupière	Excision	Bronchite chronique	3 gr.	2′	Id.
XXVII	X..., 45 ans	Adénite inguinale	Excision	φ θ Epilepsie	4 gr.	»	Id.
XXVIII	Louis C..., 5 ans	Adeno-phlegmon	2 incisions	Bronchite aiguë	6 gr. en 3 doses	5′	Id.
XXIX	Marie C..., 3 ans	Abcès froid	Incision Curettage	Coqueluche à périodes de quintes	3 gr.	5′	Id.

OBSERVATION XXX[1]

(Due à l'extrême obligeance du Dr Henry Reynès, chirurgien des hôpitaux de Marseille.)

Observation résumée. — Balle de revolver dans l'abdomen. Absence complète de tout signe d'hémorragie ou de lésion viscérale. Laparotomie à la huitième heure. Grave hémorragie artérielle. *Onze perforations intestinales. Onze sutures. Trois heures d'opération. Anesthésie A. C. E. Guérison.*

Mode d'anesthésie : mélange A. C. E. — Ignorant entièrement l'importance des lésions que je pouvais rencontrer, prévoyant le cas où l'intervention serait longue, je renonçai au chloroforme trop dépressif, à l'éther trop congestionnant, et eus recours au mélange A. C. E., suivant une formule qui peut être celle de beaucoup, mais qui est la mienne depuis plusieurs années, et qui, chez des sujets tarés, débilités, cardiaques, rénaux ou broncho-pneumoniques, m'a donné les meilleurs résultats, alors que l'anesthésie pouvait inspirer de légitimes craintes.

Je fis donc faire le mélange suivant :

Chloroforme	Deux parties.
Alcool absolu	Une partie.
Ether anesthésique	—

Cette précaution, relativement au mode d'anesthésie, se trouva fort justifiée. puisque, comme on le verra, mon intervention, malgré toute ma célérité, et par le nombre même des lésions à opérer, dura environ trois heures.

Notre malade s'est parfaitement endormi *sans période d'exci-*

[1] Cette intéressante observation a fait l'objet d'une communication au Congrès français de Chirurgie (14e session, Paris, 1901).

tation, sans vomissements, sans la moindre alerte. Le réveil a été rapide.

Les opérations de ce genre peuvent être très longues; à ce titre, pour agir avec une prudente prévision, il convient d'attacher une réelle importance au mode d'anesthésie : à cet effet, je ne saurais trop recommander le mélange A. C. E., suivant la formule que j'ai indiquée plus haut.

OBSERVATION XXXI

(Obs. XVI, in *Revue de Chirurgie*, 1902, Girard.)

Anesthésie par le chlorure d'éthyle.

M... François, quarante et un ans, deuxième maître de manœuvre. Hygroma du genou droit volumineux. Dissection de la bourse séreuse. Homme usé, alcoolique, athéromateux. Hypertrophie cardiaque. Dédoublement du premier bruit. Souffle au premier temps et à la base. Pouls = 72. R. = 20.

9 h. 15', Début des inhalations.

9 h. 19'20", Excitation et contracture.

9 h. 20'30", Dilatation pupillaire moyenne.

9 h. 22', Excitation violente, exagération des réflexes

9 h. 26', Loquacité.

9 h. 34'25", Dilatation pupillaire forte ; suppression de sensibilité.

9 h. 35', On commence l'opération.

9 h. 35'45", Sommeil profond, ronflement. R. = 30. Pouls = 150, affolé.

9 h. 38'20", Réveil passager, vomissements.

9 h. 40'40", Sommeil profond, insensibilité cornéenne, résolution musculaire complète.

9 h. 49', Fin des inhalations, réveil. Pouls = 160.

Dix minutes après le réveil définitif, le pouls était encore à 150. Pas de teinte asphyxique.

Durée de l'anesthésie, dix-neuf minutes; durée de période préanesthésique, quatorze minutes.

Chlorure d'éthyle consommé : 40 centimètres cubes.

OBSERVATION XXXII

(Obs. XX *in* thèse Le Gargam.)

Anesthésie par le chlorure d'éthyle seul.

S..., résolution en cinq minutes. Au bout de quatorze minutes après le début, un peu de cyanose. Quatre minutes après, mucosités abondantes qui durèrent jusqu'à la fin de l'opération (trente-neuf minutes).

Le réveil se fait en neuf minutes. Pas de vomissements.

Dans la journée, s'est levé pour faire le pugilat avec sa voisine.

La malade a absorbé **130** centimètres cubes de kélène.

OBSERVATION XXXIII

(Obs. XXXVIII, *in* thèse de Turcan.)

Anesthésie mixte par le chlorure d'éthyle et l'éther.

Salle Saint-Roch. — Phimosis. Syphilis. Insuffisance mitrale.

Pouls avant = 108.

Quantité donnée : 10 centimètres cubes.

Quelques mouvements de défense, résolution musculaire après une minute.

Globes oculaires avulsés en haut.

Passage à l'éther sans réaction.

Sommeil calme.

Réveil instantané, étonnement, rire.

Se lève et regagne son lit.

Pouls après = 112.

OBSERVATION XXXIV (personnelle).

Anesthésie mixte par le kélène et le mélange de Billroth.

Nom : Catherine C..., âge, quarante-six ans.

Diagnostic : néoplasme du sein droit. Opération : ablation et curettage de l'aisselle.

Avant l'anesthésie :

Pouls	84, petit.
Pupille	normale.
Respiration	25.

Anesthésie au kélène :

Heure	10 h. 30.
Quantité	5 centimètres cubes.
Nombre de doses	1.

Passage au Billroth :

Heure	10 h. 32.
Réaction	nulle.

Pendant l'anesthésie :

Pouls 66, 64, 66,	70, 84 hypotendu.
Pupille	réflexes conservés.
Respiration	20.
Vomissement	néant.

Fin d'opération : 11 h. 5.

Durée de l'anesthésie mixte : 35 minutes.

Quantité de Billroth employée : 10 centimètres cubes.

Réveil : un peu lent.

Remarque : cette malade est très sensible à l'anesthésie. Opérée une première fois pour un néoplasme du sein gauche, elle a eu une anesthésie difficile et mouvementée,

OBSERVATION XXXV (personnelle.)

Anesthésie mixte par le kélène et le Billroth.

Opération : incision pour Bartholinite.

Avant l'anesthésie :

Pouls . . . . 100.
Etat d'esprit . . . . . grande émotion.

Anesthésie au kélène :

Heure . . . . 10 h. 23.
Quantité . . . . 10 centimètres cubes.
Nombre de doses . . . 3.

Passage au Billroth :

Heure . . . . 10 h. 25.
Réaction . . . . nulle.

Pendant l'anesthésie :

Pouls . . . . 80.
Pupille. . . , ... dilatée au début.

Fin d'opération : 10 h. 27.
Durée de l'anesthésie mixte : 2 minutes.
Quantité de Billroth employée : quelques gouttes.
Réveil : rapide.

OBSERVATION XXXVI (personnelle).

Anesthésie mixte par le kélène et le Billroth.

Opération : hystérectomie vaginale.
Avant l'anesthésie :

Pouls . . . . 95.

Respiration . . . . . . 30.
Pupille . . . . normale.
Etat d'esprit . . . . . crainte de l'opération.

Anesthésie au kélène :

Heure . . . . 10 h. 34.
Quantité . . . . 10 centimètres cubes.
Nombre de doses . . . 2.

Passage au Billroth :

Heure . . . . 10 h. 36.
Réaction . . . . nulle.

Pendant l'anesthésie :

Pouls . . . . 88, 84, 70, 84.
Pupille . . . . réflexes conservés.
Respiration . . . . . 27.
Vomissements . . . . néant.

Fin d'anesthésie : 10 h. 59.
Durée de l'anesthésie mixte : 25 minutes.
Quantité de Billroth employée : 27 centimètres cubes.
Réveil : très calme, rapide. La malade demande à voir son père qui l'a accompagnée.

OBSERVATION XXXVII (personnelle).

Anesthésie mixte par le kélène et le Billroth.

Nom : X..., âge, dix-neuf ans.
Opération : restauration esthétique pour bec de lièvre.
Avant l'anesthésie :

Pouls . . . . 84.
Pupille . . . . normale.
Respiration . . . . . 20.
Etat d'esprit . . . . . un peu d'émotion.

Anesthésie au kélène :

Heure . . . . 9 h. 43′ 10″.
Quantité . . . . . . 6 centimètres cubes.
Nombre de doses. . . . 2.

Passage au Billroth :

Heures . . . . . . 9 h. 44′ 10″.
Réaction . . . . . . quelques mouvements.

Pendant l'anesthésie :

Pouls . . . . 90, 80.
Pupille . . . . réflexes conservés.
Respiration . . . . . 16.
Vomissements. . légers vomiss. au début du Billroth.

Durée d'anesthésie : 28 minutes.
Quantité de Billroth : 45 centimètres cubes.
Réveil : calme, rapide. Les premières paroles de la malade étant : serai-je jolie maintenant ? — Oui. — Tant mieux.

OBSERVATION XXXVIII (personnelle).

Anesthésie mixte par le kélène et le Billroth.

Nom : Louis B..., âge, vingt-huit ans.
Diagnostic : écrasement du pouce. Opération : résection du pouce.

Avant l'anesthésie :

Pouls . . . . 80.
Respiration . . . . . 23.
Pupille. . . . . normale.
Etat d'esprit . . . . . bon.

Anesthésie au kélène :

Heure . . . . 10 h. 15.

Quantité . . . . 20 centimètres cubes.
Nombre de doses . . . 5 doses.

Passage au Billroth :

Heure . . . . 10 h. 20.
Réaction . . . . nulle.

Pendant l'anesthésie :

Pouls . . . . 76.
Pupille. . . . . dilatée au début.
Respiration . . . . . . 16.
Vomissements . . . . . néant.

Fin d'opération : 10 h. 30.

Durée de l'opération : 10 minutes.

Quantité de Billroth employée : 15 grammes.

Réveil : rapide et gai. Le malade est si content de son sommeil qu'il veut payer un verre à son endormeur.

Statistique des anesthésies au chlorure d'éthyle (d'après Malherbe et Laval, 1903)

Noms des Auteurs	Nombre des cas d'anesthésie	Indications bibliographiques
Lotheissen	1700[1]	München. Medic. Wochenschrift, n° 18 — 1900
Pollosson	200	Soc. de chirurgie de Lyon (31 mai 1900).
Gires	44	Revue de Stomatologie (Janvier 1900).
Verneuil	70	Journal de Chirurgie (Bruxelles, mai 1901).
Helsted	120	Hospitalstudende (9 octob. 1901).
Calinescu et Butoianu	60	Revista sanitara militara (Sept. 1901).
Chaminade	200	Gaz. hebd. des Sciences Médicales (5 janvier 1902).
Derocque	45	Revue Médicale de Normandie (1902).
Reboul	500	Congrès de Chirurgie, 1902 (in Bull. Méd., p. 884).
Lepage et Le Lorier .	14	Gaz. hebd. de Méd. et de Chirurgie, n° 36 — Mai 1902.
Von Hacker et ses élèves (Ludwig, Wiessner, Lotheissen, etc.)	1800	Comm. écrit. de M. le Prof. Von Hacker, juillet 1902.
Ware (New-York). .	1000	Med. Record, 21 juin 1902.
Malherbe et Laval. .	1000	*Loco citato.*

Total général : **6.753** anesthésies au chlorure d'éthyle soit simples, soit mixtes (continuées à l'éther ou au chloroforme).

[1] La statistiqué de Lotheissen comprend en réalité 2.550 cas, mais nous en retranchons les 850 cas de la clinique d'Innsbrück comptés plus bas dans la statistique de Von Hacker et ses élèves.

Les cas de mort par le chlorure d'éthyle

Les auteurs français ne signalent comme cas de mort par le chlorure d'éthyle que ceux rapportés par Seitz et Lotheissen. Dans le traité allemand du professeur Dumont[1], de Bâle, nous avons pu traduire quelques observations nouvelles qu'il nous a paru intéressant de relater.

Et d'abord, commençons par éliminer le cas de mort observé après l'inhalation du chlorure d'éthylidène préconisé par Soulier et Briau. C'est assurément bien à tort que certains auteurs ont rangé cette observation parmi les cas de mort dus au chlorure d'éthyle.

Cas de Lotheissen[2] (traduit de l'allemand, d'après Dumont). — Tout autre est le cas rapporté par Lotheissen. Il s'agissait d'un robuste ouvrier de quarante et un ans, opéré pour une tumeur à la jambe. Au bout de deux minutes d'anesthésie par le kélène, éclate soudainement une énorme excitation ; aussi met-on dans le masque une nouvelle dose de kélène ; après trois minutes, le sang devient noirâtre ; le masque est enlevé ; les réflexes de la cornée et de la pupille s'éteignent, des convulsions apparaissent ; de la dyspnée ; de la cyanose ; de l'intermittence du pouls ; puis la mort.

Du commencement de la narcose jusqu'à l'issue fatale il ne s'était pas écoulé plus de trois minutes.

[1] Dumont, *loc. cit.*

[2] Lotheissen, Uber die Gefahren der Aethylchloridnarkose (*Münchener medizinische Wochenschrift*, 1900).

On avait employé 5 grammes de chlorure d'éthyle environ. La respiration artificielle pendant plus d'une heure, les injections d'huile camphrée, la flagellation de la tête, le massage du cœur, la galvanisation du phrénique, tout fut essayé sans résultat. L'autopsie montra : hypertrophie excentrique du cœur avec une dégénérescence graisseuse de la fibre cardiaque ; forte artério-sclérose des artères coronaires : sclérose de l'aorte à un moindre degré. Dans le cœur et dans les grosses veines, le sang était liquide ; aucun caillot. La couleur du sang rappelle l'empoisonnement par l'oxyde de carbone. Pas d'ecchymoses au péricarde ni sur la plèvre ; rien aux poumons. Le manque d'ecchymose est à mentionner, car elle n'autorise pas, en conséquence, à admettre qu'il s'agit de mort par asphyxie tandis que, sans cela, on aurait plutôt l'impression d'une asphyxie.

Je crois qu'ici ce n'est pas la dilatation du cœur, mais plutôt l'artério-sclérose des artères coronaires qui est la cause capitale de la mort. Ce cas est donc, sans aucune hésitation, un cas de mort par le chlorure d'éthyle.

Cas de König [1].— König a rapporté dans sa thèse un cas de mort chez un patient de quarante-trois ans, porteur d'un goitre, et chez lequel une narcose par le chlorure d'éthyle et par l'éther fut faite et la mort vint le lendemain. On ne peut trancher ici la question de savoir si c'est l'éther ou le chlorure d'éthyle qui est cause de la mort.

[1] König, *loc. cit.* (cité par Dumont).

Cas de Seitz [1] (résumé). — Le cas de Seitz est encore moins démonstratif. Une demoiselle de cinquante-cinq ans, faible, très nerveuse, souffre de douleurs du cœur consécutives à une scoliose. Elle est atteinte depuis un an d'une hémiplégie gauche. Afin de pouvoir subir une petite opération insignifiante sur les dents, opération qu'elle redoute avec angoisse, sa gencive est anesthésiée par un jet de chlorure d'éthyle, tandis qu'une serviette protège sa bouche contre l'accès des vapeurs chlorurées. L'opération terminée (on avait employé environ 2 grammes de chlorure d'éthyle et l'intervention avait duré à peine une minute), la patiente tombe en syncope et elle meurt seize heures après. L'autopsie ne fut pas faite.

Billeter[2], qui relate ce cas et le discute, estime avec juste raison qu'une mort survenue seize heures après la respiration possible de vapeurs aussi diffusibles que celles du chlorure d'éthyle ne saurait vraisemblablement être attribuée à une intoxication provoquée par ce corps. Dumont est du même avis.

Cas de Cardie [3] (traduit de l'anglais d'après Dumont). — On trouve dans une observation de Cardie, de Birmingham, un cas de mort après la narcose par le chlorure d'éthyle. C'était chez un alcoolique très déprimé atteint de rétrécissement de l'urètre, qui, au bout de sept minutes d'une lente narcose, après avoir

[1] Seitz, *Korrespondenzblatt für Schweizere Aerzte*, 1901.

[2] Billeter, Zur Chloraethylnarkose und über Mieriker's Chloraethylmaske (*Schweizer Vierteljahr, für Zahnheilkunde*, 1901).

[3] Cardie, in *The Lancet*, 1901.

consommé 20 grammes de chlorure d'éthyle, mourut une heure et quart après le réveil. Aussi, quand Cardie contesta le méfait du chlorure, nous avons soutenu que là, la narcose était bien la cause de la mort. L'autopsie montra : rétrécissement de l'urètre avec néphrite consécutive, péritonite adhésive chronique, péricardite, pleurésie, etc. Autant de conditions qui contre-indiquaient un usage poussé aussi loin de l'anesthésie. Dans un tel cas la narcose n'était assurément pas indiquée.

Cas de Bossart (traduit de l'allemand d'après Dumont in *Handbuch der Anæsthesie)*. — Un enfant de treize mois, malade depuis trois semaines, était atteint de diphtérie depuis deux jours, dans l'espace desquels la sténose de la trachée survint, de telle sorte que déjà avant l'entrée à l'hôpital, l'asphyxie avait menacé plusieurs fois. A son entrée à l'hôpital, l'enfant est cyanosé. On décide la trachéotomie, pendant laquelle l'enfant, après avoir pris 5 grammes de chlorure d'éthyle expira tout à coup. L'autopsie montra : un gros thymus s'étendant jusque dans le deuxième espace intercostal, provoquant une compression non douteuse. La fibre cardiaque est normale à l'examen, le cœur contracté est en systole, le sang du cœur est noir. A l'entrée du larynx jusque sous les fausses cordes vocales, des membranes diphtériques. La mort était survenue ici par paralysie du cœur. Bossart est d'avis, sur ce cas, qu'il n'autorise pas à pouvoir affirmer si la cause indubitable de la mort est due à la diphtérie ou au chlorure

[1] Bossart, in *Korrespondenzblatt für Schweizere Aerzte*, 1902.

d'éthyle; qu'il est probable que l'existence simultanée des deux facteurs entre en jeu... . Dans un tel cas, l'anesthésie générale était aussi bien contre-indiquée avec le chlorure d'éthyle qu'avec un autre anesthésique. C'était l'anesthésie locale qui était tout indiquée.

Il était intéressant, nous semble-t-il, de rapporter avec quelques détails ces observations. En effet, la première question qui se pose tout naturellement, quand on veut examiner la valeur d'un anesthésique, c'est le danger qui peut résulter de son usage et, toute méthode qui veut se substituer à une ancienne doit prouver qu'elle est moins dangereuse, moins meurtrière. Or, il nous paraît évident que, des cinq observations relatées plus haut, seule l'observation de Lotheissen est bien un cas de mort par le chlorure d'éthyle.

Rappelons que, d'après Seitz[1], le bromure d'éthyle aurait déjà causé plus de vingt-cinq cas de mort et reconnaissons avec cet auteur allemand que le chlorure d'éthyle est incomparablement moins meurtrier.

[1] *Deutsche Monatschrift für Zahnheilkunde*, 1902.

CHAPITRE VII

OPINIONS DIVERSES SUR LA QUESTION. — ENQUÊTE AUPRÈS DE QUELQUES CHIRURGIENS[1]

Dr H. CHAPUT, chirurgien des hôpitaux de Paris.
(Lettre reçue le 23 février 1904.)

J'ai employé le mélange de Reynès sur 200 malades environ — sidération au chloréthyle, puis Reynès — j'y ai renoncé ensuite, y trouvant des avantages peu marqués, largement compensés d'ailleurs par des inconvénients assez importants.

Comme avantages : sécurité, bénignité ; action tonique de l'éther, sans dangers aussi sérieux de congestion pulmonaire.

Comme inconvénients : anesthésie peu stable, irrégulière, avec réveil fréquent, bien inférieure à celle du chloroforme ou de l'éther isolés — les inconvénients sont particulièrement gênants au cours des laparotomies.

J'emploie actuellement la sidération au chloréthyle,

[1] Des circonstances imprévues nous ont empêché de continuer notre enquête auprès des chirurgiens lyonnais que le kélène ou le mélange de Billroth ont particulièrement intéressés. Nous regrettons vivement de ne pouvoir reproduire ici l'opinion autorisée de MM. Bérard, Goullioud, Nové-Josserand, A. Pollosson, Vallas, Villard, que nous avons cités plusieurs fois au cours de cette thèse (*Cf.* p. 32, 101, etc.)

suivie du chloroforme, et je suis très satisfait de cette pratique, car je trouve que le chlorure d'éthyle a beaucoup amélioré le pronostic du chloroforme, lequel ne présente plus jamais ni syncopes, ni arrêts respiratoires.

Dr POULLET, chirurgien de l'Institut Saint-Louis
(Communication écrite du 12 mars 1904.)

Depuis 1879, j'emploie régulièrement le mélange de Billroth pour toutes mes opérations.

Depuis 1887, que l'Institut Saint-Louis est fondé, il y a été fait plus de cinq mille anesthésies, avec ce mélange, par un certain nombre de chirurgiens, sans qu'on y ait provoqué aucune alerte inquiétante. En ce qui me concerne, j'ai anesthésié un très grand nombre de vieillards de soixante à soixante-quinze ans, pour des opérations de cure de hernies que je ne refuse à aucun hernieux, quel que soit son âge; c'est du reste à cet âge avancé que cette infirmité est le plus difficilement supportée, par suite de la toux catarrhale si fréquente. Ni le catarrhe pulmonaire, ni un état cardiaque même prononcé ne me paraissent contre-indiquer l'anesthésie avec ce mélange ; j'ai toujours passé outre. Elle dure de demi-heure à trois quarts d'heure pour l'opération dont je parle et que j'ai décrite au Congrès de chirurgie [1] de Paris en 1902.

Je fais aussi ordinairement usage de ce mélange chez les accouchées, à leur très grande satisfaction, et cela

[1] Quinzième Congrès de chirurgie, Paris, 1902 (Félix Alcan), p. 678.

souvent pendant une heure et demie avec des suspensions, comme l'a indiqué, le premier, Campbell, à Paris, vers 1860, sous le nom de chloroforme à la Reine.

Dr RAFIN, chirurgien de l'hôpital Saint-Joseph.
(Communication écrite du 14 mars 1904).

Le mélange de Billroth est un excellent anesthésique. D'une façon générale, c'est à lui que je donne la préférence.

En réalité, l'anesthésie, avec le mélange de Billroth, n'est autre qu'une anesthésie avec du chloroforme atténué, c'est-à-dire moins dangereux, mais conservant cependant ses caractères spéciaux, qui le font préférer à l'éther par beaucoup de chirurgiens.

Avec le mélange de Billroth, l'anesthésie est rarement trop profonde et le malade est presque toujours sur le point de se réveiller, ce qui est rassurant, et l'anesthésiste est rendu plus attentif, ce qui est souvent utile.

Au point de vue spécial de la chirurgie urinaire, j'ai employé le mélange de Billroth dans toutes mes prostatectomies et, malgré l'âge avancé de mes malades, je n'ai observé aucune complication pulmonaire. Dans la lithotritie, il rend avisées les alternatives de sommeil léger et de sommeil plus profond que nécessitent successivement le lavage évacuateur de la vessie et l'aspiration des fragments.

M. LE Dr HENRY REYNÈS, chirurgien des hôpitaux de Marseille.

(Lettre reçue le 19 février 1904.)

Le mélange de Billroth répond à une formule, le mien à une autre.

Je suis très éclectique en anesthésie et suis convaincu, qu'ici comme ailleurs, l'éclectisme, c'est-à-dire une saine clairvoyance des cas, vaut mieux que le dogmatisme systématique, qui est le contraire de l'esprit clinique. Le chloroforme est excellent chez l'immense majorité des cas ; pourtant les statistiques (celle de Gurlt notamment) indiquent que le chloroforme tue dans la proportion de 1/2000 environ. Le chloroforme est tout particulièrement indiqué chez les enfants et chez les femmes enceintes. C'est avec le chloroforme que j'ai vu se produire déjà cinq ou six cas de mort ; ces accidents ont eu lieu surtout au début de l'anesthésie. L'éther est également un bon anesthésique , il peut déterminer des accidents, mais seulement dans la proportion de 1/5000. Il tue par asphyxie, tandis que le chloroforme tue par inhibition cardiaque.

Cependant, il y a des cas fréquemment observés où il y a lieu de rejeter aussi bien le chloroforme que l'éther : ce sont les cas où je crois devoir employer et recommander le mélange A. C. E.

Dans les cas de sujets trop âgés ou trop débilités, dans les cas où l'anesthésie est à craindre par suite de lésions cardiaques, rénales ou broncho-pulmonaires, ou par suite de la longueur possible de l'opération ; dans les cas où le chloroforme, qui est d'ailleurs deux fois plus meurtrier que l'éther, serait trop dépressif pour le cœur et où l'éther serait trop congestionnant pour les bronches et les poumons, il y a avantage à se servir du mélange alcool-chloroforme-éther. Voici ma formule :

Chloroforme.	2 parties
Alcool absolu	1 partie
Ether anesthésique, ...	1 —

Dans ce mélange, où les inconvénients respectifs du chloroforme et de l'éther sont atténués, l'alcool joue le rôle d'un précieux et efficace stimulant du cœur et du système nerveux ; il prévient la syncope. Avec ce mélange, administré comme le chloroforme seul, à doses larges, l'anesthésie se fait souvent sans excitation, ni convulsion ; le sommeil est régulier, le réveil prompt et lucide, presque pas de vomissements. » (*Bulletin de l'Acad. de Méd.*, n° 8, 25 février 1902). J'ai endormi et fait endormir avec l'A. C. E. plus de 500 malades, chez lesquels j'avais à craindre des accidents par l'éther ou par le chloroforme. Je n'en ai pas eu avec l'A. C. E.

Au point de vue technique, le mélange A. C. E. s'administre facilement ; doses un peu plus larges que le chloroforme, petit masque ou compresse épaisse pour éviter la perte et la grande diffusion des vapeurs du mélange.

Savoir que souvent, sans excitation, les malades passent de l'état de veille à l'état d'analgésie — (stade dont on peut parfois se contenter) — puis à l'état d'anesthésie.

Avec ce mélange, qu'Adrian, sur ma demande, a mis en vente dans des ampoules scellées à la lampe, j'ai fait des anesthésies de trois heures sans le moindre accident.

Souvent, en chirurgie d'urgence (grandes interventions abdominales pour coups de feu ou plaies pénétrantes par coups de feu), l'anesthésie commencée avec le chloroforme menaçait de tourner mal (respiration difficile, pouls très rapide), j'ai fait cesser le chloroforme et donner le mélange : le pouls s'est très vite régularisé et la respiration s'est améliorée.

J'ai fait aussi de très courtes anesthésies avec le mélange : une jeune fille fut opérée chez moi, pour un morceau de verre dans le poignet ; elle fut endormie pendant cinq à six minutes, s'éveilla et partit à pied.

En somme, je ne dis pas de renoncer à l'éther, ni au chloroforme, ni au chlorure d'éthyle, que nous employons souvent pour de courtes anesthésies, ni au protoxyde d'azote ; mais, dans les cas où ces divers agents sont à craindre, il faut employer le mélange A. C. E.

Dr SIRAUD, professeur agrégé de la Faculté de médecine de Lyon.

(Chirurgien en chef de l'hôpital-dispensaire des accidents du travail, quai Claude-Bernard).

L'emploi combiné du kélène et du Billroth offre les avantages suivants : 1° Le kélène permet d'obtenir une anesthésie rapide en supprimant la période d'excitation si pénible avec l'emploi de l'éther (nous avons observé que la période d'excitation était complètement abolie même chez les alcooliques si nombreux dans la clientèle spéciale des accidents du travail) ; son action est également beaucoup plus rapide que celle du chloroforme sans en offrir les dangers. D'autre part, les malades accusent des sensations de suffocation beaucoup moins désagréables. Quand l'anesthésie est continuée au Billroth il y a généralement, au moment de la suppression brusque du kélène auquel on substitue le mélange, une période courte de réveil ou au moins d'anesthésie insuffisante. Cet inconvénient est d'ailleurs minime, car il est de courte durée ; 2° Le mélange de Billroth, surtout quand il est employé d'une façon discontinue, offre toutes les conditions de sécurité de l'éther, tout en exigeant l'emploi de doses minima d'anesthésique.

Il n'est pas rare de voir des anesthésies prolongées pendant un quart d'heure ou une demi-heure et obtenues avec 25 grammes d'anesthésique. La période d'excitation est de plus courte durée qu'avec l'emploi de l'éther ou même du chloroforme. Le mélange de Billroth offre en outre cet avantage incontestable de supprimer ou de diminuer notablement les vomissements si fréquents avec l'éther et si gênants pour les interventions abdominales. Enfin, la syncope et les accidents cardiaques paraissent nuls avec le mélange. Jusqu'ici je n'ai observé qu'un cas où une syncope bénigne a paru être provoquée par une dose un peu massive employée chez une nerveuse. En outre, il est certain que le réveil est plus rapide et que l'état nauséeux et les vomissements post-anesthésiques sont à la fois moins intenses et moins durables qu'avec les autres anesthésiques.

En résumé : rapidité de l'anesthésie, innocuité surtout avec l'emploi discontinu, suppression ou abolition presque totale des vomissements, réveil facile, emploi de doses minimes d'anesthésique, par conséquent, suppression des accidents toxiques, tels sont les avantages qu'offre l'emploi combiné du kélène et du Billroth,

Dr TÉDENAT, professeur à la Faculté de médecine de Montpellier.

(Lettre reçue le 21 février 1904.)

Il faut distinguer : le mélange de Vienne, 1 partie chloroforme avec 3 parties d'éther ; le mélange de Billroth, chloroforme 3 parties, éther 1 partie, alcool absolu 1 partie, et le mélange A. C. E. qui se compose en volumes d'alcool 1 partie, chloroforme 2 parties, éther 3 parties.

Ce mélange A. C. E. est employé depuis fort longtemps en Angleterre. Après un voyage à Londres (mai 1875), je l'ai employé pour une cinquantaine d'anesthésies dans le service de Létiévant à l'Hôtel-Dieu de Lyon (juin, juillet 1875). Je l'emploie souvent dans mon service. Dans le mélange, chacun des agents a son coefficient particulier de volatilisation. L'alcool rend l'impression moins désagréable, l'éther soutient le cœur, le chloroforme est l'agent puissant et dont il faut surveiller les effets. J'emploie un petit masque sur lequel est tendu un petit carré de flanelle sur lequel le mélange est versé goutte à goutte. Je crois que l'éther a l'avantage de diminuer les dangers de la syncope du début un peu spéciale au chloroforme. L'anesthésie est ordinairement rapide et bonne.

En réalité, il faut que la proportion des trois agents A. C. E. varie suivant le sujet : éther diminué s'il faut respecter les bronches, augmenté si, les bronches étant en bon état, il faut soutenir le cœur. Bien souvent, quand j'ai affaire à des sujets affaiblis, je fais, quelques heures avant l'anesthésie, une injection de 5 à 10 milligrammes de sulfate de strychnine.

J'ai employé sur plus de cent sujets l'anesthésie au chlorure d'éthyle suivi du chloroforme. J'en ai été satisfait.

CHAPITRE VIII

AVANTAGES DE LA MÉTHODE

Les avantages de l'anesthésie générale mixte par l'emploi combiné du kélène et du mélange de Billroth dépendent de trois facteurs : l'emploi du chlorure d'éthyle, l'emploi du mélange de Billroth, l'association de ces deux agents anesthésiques.

1° Avantages dus au chlorure d'éthyle

Facilité de technique. — L'administration du kélène est facile. Les maniement du masque est relativement simple ; le procédé de la compresse, qui est sa méthode de choix, nous l'avons prouvé, nécessite l'acquisition d'un petit tour de main, comme dit M. Nové-Josserand, que l'on acquiert assez vite. Quant à la zone maniable du chloréthyle, elle est assez grande pour qu'un aide même peu expérimenté puisse être, sous la surveillance du chirurgien, chargé impunément de la narcose.

Rapidité du sommeil. — La rapidité de l'anesthésie est la caractéristique du kélène. En quelques minutes, parfois en quelques secondes, le malade s'endort profondément. On est bien loin des dix ou vingt minutes nécessitées souvent par l'éther ou par le chloroforme. Malherbe raconte le cas d'un employé de chemin de fer qui eut les deux cuisses écrasées sous un train. Il saignait beaucoup et, comme une amputation double était nécessaire, on dut l'endormir au chloroforme. L'anesthésie ne fut obtenue qu'au bout de vingt minutes. Après que l'amputation de la seconde cuisse était presque terminée, le blessé succombait. Comme Malherbe le dit avec raison, à notre avis, peut-être l'issue de l'opération eût-elle été favorable, s'il avait été possible d'endormir cet homme en une minute.

Suppression de la période d'excitation. — C'est une conséquence de la rapidité du sommeil, de cette sidération, comme on dit. L'action du kélène atteint rapidement les hémisphères cérébraux, mais avant d'abolir leurs fonctions, elle ne produit pas, comme cela est presque la règle, avec le chloroforme ou l'éther, cette surexcitation qui se traduit par le décousu des idées, le délire, les rêves, les hallucinations, une loquacité excessive et indiscrète qui met parfois les assistants au courant de secrets qu'il n'est pas toujours utile de divulguer. D'ailleurs, cette période d'excitation peut produire pour le malade et son entourage des accidents ennuyeux. On a vu des mouvements désordonnés amener la transformation de fractures simples en fractures compliquées. Richet raconte qu'à l'hôpital Saint-Antoine un de ses opérés s'échappa furieux des mains de ses aides, au moment même où il achevait de lui amputer l'avant-bras. Chez un dentiste, c'est un sujet à demi endormi, qui s'élance hors du cabinet d'opération et descend l'escalier à cheval sur la rampe.

Agrément de la narcose. — L'odeur agréable du kélène fait facilement accepter son administration. La plupart accusent des rêves gais. Reboul cite le cas d'une dame qui avait sous le chlorure d'éthyle subi une trépanation du tibia pour ostéomyélite. La patiente suivit les temps de l'opération au début et à la fin, et elle eut, pendant la période d'anesthésie, un rêve des plus agréables : « Elle se sentait emportée sur une voiture légère, traînée par de fougueux coursiers, sur une route délicieuse, dans un pays charmant, au milieu des bois et des fleurs. » Beaucoup de malades qui ont été endormis antérieurement par l'éther ou le chloroforme sont unanimes à vanter les mérites de cet agent qui leur procure ce sommeil agréable ; ils le réclament, lors des interventions. Les enfants eux-mêmes, difficiles à endormir, acceptent facilement la narcose par le kélène.

C'est là un avantage sérieux, et nous tenons à y insister, car la terreur des malades avant l'anesthésie, ce qu'on a appelé le trac opératoire, est certainement une cause adjuvante de la mort dans certaines anesthésies malheureuses. C'est la mort par choc moral dont Laborde[1], dans un langage imagé, a fait la description suivante : « Le malade est là, sur le lit d'opération, on s'apprête à donner le chloroforme, il n'en a pas encore été versé une goutte sur la compresse légendaire, le flacon n'a pas été débouché ; il se peut même faire qu'il n'ait pas encore été apporté, soit qu'il ait été oublié, soit que dans ce trajet rapide pour l'apporter il ait été cassé en route (il y a des exemples de ces deux éventualités), et, tout à coup, le malade a pâli, il tombe en syncope, il se meurt, il est mort ! »

[1] Laborde, *Bulletin de l'Académie de médecine*, Paris, 1902.

Faible toxicité. — Donné dans les proportions que nous avons indiquées, le kélène n'est pas dangereux. L'expérimentation physiologique et clinique a, d'ailleurs, montré que la dose toxique du chloréthyle était relativement éloignée. Nous ne reviendrons pas sur ce fait déjà signalé : nous avons noté un seul cas de mort sur 10.000 anesthésies.

Economie du temps et de l'agent narcotique. — La rapidité de l'anesthésie par le kélène se traduit pour l'opérateur par une économie de temps et, pour l'opéré, par une diminution de la dose de narcotique et ce dernier point a son importance puisqu'il diminue dans de notables proportions les risques de la syncope tertiaire ou toxique.

Réveil facile. — Le kélène endort vite, il réveille vite. Le cerveau retrouve presque immédiatement ses fonctions.

Simplicité des suites. — Les conséquences de la narcose sont nulles. Peu ou pas de vomissements. Pas de somnolence. Pas de choc.

2° Avantages dus au mélange de Billroth.

Les avantages du mélange de Billroth résultent de l'étude physiologique que nous en avons faite au chapitre IV.

Dans ce mélange, qui réalise l'anesthésie par la méthode des mélanges titrés préconisée par Paul Bert, chaque élément joue son rôle. L'alcool abaisse la tension des vapeurs d'éther et de chloroforme, ajoute son action anesthésiante à la leur et exerce une action toni-

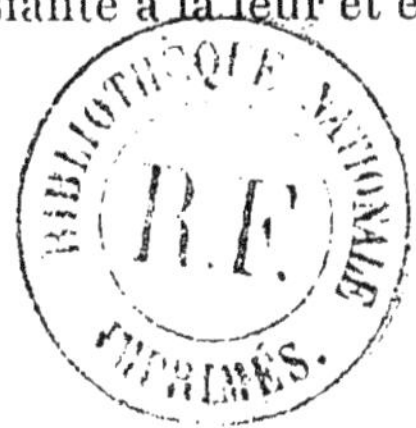

que sur le cœur. Au point de vue de la manipulation du produit, comme a bien voulu nous l'écrire M. Adrian, fabricant du mélange A. C. E. du Dr Reynès, l'addition de l'alcool absolu, qui retient énergiquement l'éther, vient heureusement corriger le grand écart existant entre les points d'ébullition de l'éther et du chloroforme. Enfin, l'alcool aide puissamment à la conservation du mélange. Quant à la combinaison de l'éther et du chloroforme, elle semble neutraliser les inconvénients respectifs des deux agents. Il est remarquable en effet de voir que les deux anesthésiques qui se partagent la faveur des praticiens sont en opposition presque constante: l'éther congestionne la face, le chloroforme la pâlit; le premier augmente la tension, le second l'abaisse; l'un fait sécréter les bronches, l'autre les sèche, de telle sorte que l'on peut dire avec Chaput que les deux produits sont l'antidote l'un de l'autre.

Le mélange de Billroth est sensiblement moins meurtrier que le chloroforme employé isolément. Nous avons rapporté autre part que Gurlt dans sa statistique de 1893, citait 3440 anesthésies par le mélange de Billroth avec 0 mort, en 1894, 4190 avec une mort, M. Poullet, sur 5000 anesthésies n'a jamais eu d'accident sérieux.

Pris isolément, le mélange de Billroth serait indiqué toutes les fois où on redoute la chloroformisation, à cause de son action déprimante sur le cœur, et l'éthérisation à cause de son action congestionnante sur le poumon. De même, dans les cas où on redoute la longueur de l'opération, le choc qui peut en résulter sur un sujet affaibli par l'âge ou par un grave traumatisme, le mélange de Billroth fait merveille.

3° Avantages dus à l'emploi combiné du kélène et du mélange de Billroth.

Nous savons que l'anesthésie générale a été obtenue dans d'excellentes conditions par le chlorure d'éthyle employé isolément. Les observations rapportées en font foi. Mais nous avons déjà signalé les inconvénients attachés à cette pratique : parfaite pour une intervention légère de quelques minutes de durée, elle devient médiocre pour ne pas dire dangereureuse dans les opérations habituelles dont la durée dépasse une dizaine de minutes. Nous avons signalé ces demi-réveils qui font souffrir l'opéré et gênent singulièrement l'opérateur, la difficulté de reproduire à nouveau le sommeil interrompu, enfin le retentissement possible sur l'appareil urinaire d'une trop forte dose de kélène absorbé.

L'anesthésie mixte par l'emploi combiné du kélène et du mélange de Billroth laisse à celui-là ses inconvénients pour n'en retenir que ses avantages. En outre, le mélange de Billroth vient unir son action à celle du kélène. Et c'est une union bien assortie. Les chirurgiens qui emploient l'anesthésie mixte par le kélène et l'éther ont parfois remarqué une réaction tumultueuse au moment du mariage des vapeurs d'éther avec les vapeurs du chloréthyle, comme s'il y avait incompatibilité d'humeur entre ces deux conjoints. Cette réaction qui est une sorte de cause de divorce, n'existe pas avec le mélange de Billroth.

Cette facilité de la narcose va se traduire au réveil par une atténuation des suites et des malaises consécutifs à l'anesthésie ; de même le malade qui s'est endormi sans peine, sans répugnance pour les vapeurs de kélène qui l'ont préservé du réflexe laryngo-nasal, sans excitation et avec un sommeil calme et rempli de rêves gais, pourra emporter un bon souvenir de cette narcose qu'on peut qualifier à juste titre de ces trois mots : *citò*, *tutò*, *jucundè*.

CHAPITRE IX

APPLICATIONS DE LA MÉTHODE

Connaissant les avantages de l'anesthésie mixte par l'emploi combiné du kélène et du mélange de Billroth, il nous semble utile de passer rapidement en revue les différentes applications de la méthode dans les diverses branches de la science médicale. Cet exposé peut être considéré comme la conclusion détaillée du chapitre précédent.

1° Chirurgie générale.

Grande chirurgie. — Bien que certains chirurgiens aient pu pratiquer heureusement, avec le chlorure d'éthyle seul, des interventions prolongées jusqu'à 30 et même 50 minutes (cure radicale de hernie, amputation des membres etc.), nous persistons avec la majorité des chirurgiens, à donner la préférence en pareils cas à l'anesthésie mixte.

Rappelons ici la commodité de l'emploi du mélange de Billroth dans l'anesthésie discontinue en chirurgie gastrique et intestinale. M. Gouilloud [1] chirurgien de

[1] Goullioud, De l'anesthésie discontinue en chirurgie gastrique et intestinale (Communication à la Société nationale de méd. de Lyon, 8 juin 1903, *Lyon médical*, 28 juin 1903).

l'hôpital Saint-Joseph, a bien montré les avantages de cette sorte d'anesthésie à la Reine qui succède à l'anesthésie chirurgicale du début de l'intervention et il préconise le mélange de Billroth. Partant de ce fait que les viscères abdominaux, estomac, intestins, sont peu sensibles aux actions mécaniques on peut suspendre l'anesthésie et de cette façon diminuer considérablement le rôle important joué par la narcose dans ce qu'on appelle le shock chirurgical.

Petite chirurgie. — C'est là, nous l'avons dit, le triomphe du kélène employé isolément. En quelques minutes, les malades sont endormis, opérés et prêts à regagner leur domicile.

Chirurgie d'urgence. — Dans tous les cas où le moindre retard apporté à l'opération expose la vie du malade, notre méthode d'anesthésie rendra de signalés services. De même, les praticiens de la campagne qui ont à se garder d'aides toujours ignorants, de mains souvent hostiles, auront le plus grand bénéfice à tirer de cette narcose, en raison de la facilité de son administration, de la rapidité de son action et de son innocuité.

2° Chirurgie spéciale.

Oto-rhino-laryngologie. — L'anesthésie par le chlorure d'éthyle employé isolément est ici, au dire de Malherbe, l'anesthésie idéale. On peut cureter les végétations adénoïdes, enlever les amygdales, faire l'ablation des polypes, etc... Dans les opérations de longue durée, l'anesthésie mixte est indiquée.

Oculistique. — M. Fromaget[1], de Bordeaux, a rapporté les résultats remarquables qu'il a obtenus avec le chlorure d'éthyle. Plus de 100 malades ont été par lui soumis à cette narcose sans aucun inconvénient. Le chlorure d'éthyle, à son avis, doit remplacer la cocaïne, lorsque l'emploi de celle-ci est impossible ou insuffisant. Il est préférable au chloroforme ou à l'éther.

Odontologie. — Le chlorure d'éthyle, à ses débuts, était uniquement employé par les dentistes qui ont montré ses avantages. Gires[2] rappelle qu'avec ce mode de narcose, il faut connaître à l'avance tous les plus petits détails de ce qu'on aura à faire, bien examiner la ou les dents que l'on doit extraire, avoir sous la main ses instruments, etc...

Gynécologie. — Les gynécologues, eux aussi, se félicitent de l'emploi du kélène soit seul, soit combiné avec un autre anesthésique. Math[3] rapporte qu'il a fait plusieurs curetages de l'utérus en employant simplement le chlorure d'éthyle. C'est là en effet une opération des plus douloureuses mais des plus courtes. A. Pollosson[4] vante les mérites de l'anesthésie mixte au chlorure d'éthyle et à l'éther.

Obstétrique. — Dès 1847, James Simpson em-

[1] Fromaget, Anesthésie générale par le chlorure d'éthyle en oculistique *(Revue d'ophtamologie*, p. 498, 1901).

[2] Gires, Anesthésie générale par le chlorure d'éthyle pur en inhalations *(Revue de stomatologie*, janvier 1900).

[5] Math, Ueber die Narkose mit Chlor und Bromaethyl bei kleineren gynaekologiken Operationen *(Prager med. Wochenschrift*, 1899).

[3] Pollosson, *loc. cit.*

ployait pour la première fois l'anesthésie chez une femme en travail. Les résultats furent si satisfaisants que Forbes pouvait écrire : « Les mères des générations futures n'enfanteront plus dans les tortures du travail, sur une couche où elles ne donnent que trop souvent la vie au péril de la leur, mais au milieu de de songes élyséens, sur un lit d'asphodèles. »

En 1853, James Clark, médecin de la famille royale d'Angleterre, faisait administrer le chloroforme à la Reine qui accouchait de son huitième enfant. La reine fut enchantée et l'emploi du chloroforme à la Reine fut à la mode. Le chlorure d'éthyle lui aussi, a été employé par les accoucheurs, soit isolément, soit combiné avec l'éther ou le chloroforme. Lepage et Le Lorier [1] concluent que le chlorure d'éthyle est utilement employé dans les circonstances suivantes :

1° Au cours du travail, lorsqu'il est urgent d'extraire le fœtus avec le forceps, ou lorsqu'on pratique une version par manœuvres internes, ou lorsqu'on abaisse le pied antérieur dans la présentation du siège décomplété, mode des fesses ?

2° Dans la période de délivrance, lorsque l'accoucheur est obligé d'aller chercher le placenta dans l'utérus.

3° Après la délivrance, pour pratiquer des sutures multiples du périnée.

Ajoutons que dans certaines interventions de pratique courante (toucher obstétrical douloureux ou redouté, introduction de bougies de Krauss, de ballon de Champetier, etc.), le kélène est un excellent agent

[1] Lepage, *loc. cit.*

anesthésique. Enfin, combiné avec un autre agent, il permettra d'intervenir dans certains cas avec une rapidité d'où dépend souvent le succès.

Chirurgie militaire. — La chirurgie militaire, par bien des points, se rapproche de la chirurgie d'urgence et de la chirurgie rurale. Beaucoup de blessés meurent sur le champ de bataille, faute d'avoir subi une opération qu'une anesthésie rapide rend possible sur place. En outre, le nombre des médecins est toujours tellement hors de proportion avec le nombre des blessés, qu'il y a lieu de tenir grand compte du temps gagné par la narcose au kélène. Depuis 1900, l'armée autrichienne emploie le chlorure d'éthyle.

3° Médecine.

Examen médical. — Le praticien tirera grand profit du kélène, pour faire un examen approfondi des divers organes, quand il aura à vaincre la frayeur de certains sujets pusillanimes ou à ménager la pudeur de certains malades qui ne comprennent pas le rôle social du médecin.

Médecine légale. — Il nous paraît intéressant d'attirer l'attention sur l'usage criminel qu'on pourrait faire de l'anesthésie par le kélène.

A en croire les faits divers des journaux, le viol, comme aussi d'autres attentats, serait assez souvent commis sur des personnes qu'on aurait endormies en leur plaçant sous le nez un mouchoir imprégné de chloroforme. Vibert [1] raconte qu'à Vienne (Autriche) plu-

[1] Vibert, *Précis de médecine légale*, p. 370, 1903.

sieurs malfaiteurs se sont introduits chez un banquier et l'ont chloroformé de force, pour dévaliser à leur aise son appartement.

Il n'est pas douteux, avouons-le, que le chlorure d'éthyle pût singulièrement faciliter de pareilles besognes. Sans avoir l'intention de donner ici de précieuses indications à nos Apaches modernes, faisons remarquer qu'il y aura lieu désormais de tenir compte, en médecine légale, du chlorure d'éthyle dont l'action rapide peut ne laisser aucune trace, quelques minutes après une anesthésie criminelle.

CHAPITRE X

UN MOT DES ACCIDENTS ANESTHÉSIQUES MOYENS DE LES PRÉVENIR ET DE LES COMBATTRE FAUT-IL DES ANESTHÉSISTES DE PROFESSION ?

Quel que soit le mode de narcose employée, il y aura toujours des morts par anesthésie car, par définition, l'anesthésie est une intoxication. Mais il nous est possible de diriger pour ainsi dire l'action toxique de l'agent anesthésiant et de combattre ou d'éviter les accidents qu'il peut produire.

Depuis Duret, on admet que l'anesthésie tue de trois façons : par syncope primitive ou laryngo-réflexe, le cœur et la respiration s'arrêtant simultanément ; par syncope secondaire ou bulbaire, le cœur s'arrêtant le premier ; par syncope tertiaire ou toxique, l'apnée précédant l'arrêt du cœur. Sans nous arrêter ici sur un sujet qui demanderait à lui seul de longs développements, nous dirons simplement que pour combattre les accidents de la narcose nous avons des moyens précieux. Pour combattre l'asphyxie, accident grave, on doit projeter en haut et en avant le maxillaire inférieur et en refoulant dans cette direction l'angle de la mâchoire. Si la respiration s'arrête, il faut cesser l'anesthésie, pincer la langue et pratiquer les tractions rythmées de Laborde. Contre la syncope, accident très grave : ne pas perdre la tête ; se persuader que la mort n'est pas définitive; couvrir le champ opératoire de compresses stériles; vite ouvrir les fenêtres ; mettre le malade la tête basse ; pincer la langue et pratiquer des tractions rythmées et cela pendant deux heures sans se lasser; faire des injections sous-cutanées de caféine et d'éther ; en dernier lieu et comme moyens secondaires faire la trachéotomie et insuffler de l'air dans les poumons, faire une injection intra-veineuse de 1 à 2 litres de sérum artificiel, électriser le phrénique et la région précordiale, essayer le massage du cœur mis à nu.

Mais le véritable remède des accidents de l'anesthésie doit consister non pas à les traiter, mais à les prévenir. Et pour cela, il faut considérer trois facteurs : l'endormi, l'anesthésique et l'endormeur.

L'endormi. — Il y a deux grandes classes de blessés : les sujets sains qui doivent supporter facilement l'anesthésie ; les sujets tarés, certains grands blessés, certains cardiaques avec des lésions valvulaires mal compensées, avec des crises d'angine de poitrine, certains pulmonaires emphysémateux ou tuberculeux avancés. C'est là qu'il faut juger les *noli me tangere* et calculer les chances de la narcose sur la mort sans opération.

L'agent anesthésique. — Nous en savons l'importance. On a pu dire : l'éther tue par le poumon, le chloroforme tue par le cœur. Pour nous, tout en reconnaissant avec l'Ecole lyonnaise, les bienfaits de l'éthérisation trois fois moins meurtrière que la chloroformisation, nous admettrons la supériorité sur ces deux modes de narcose de l'anesthésie mixte par l'emploi combiné du kélène et du mélange de Billroth.

L'endormeur. — C'est lui qui est le facteur principal dans la question qui nous occupe. Comme l'a dit avec raison M. Reclus, on voit trop souvent ce spectacle paradoxal d'un chef de service, d'un maître, ouvrant un abcès superficiel, enlevant une loupe, un lipome sous-cutané, opération d'une simplicité extrême, tandis qu'un simple stagiaire assume la charge redoutable de l'administration du chloroforme. C'est l'inverse qui devrait plutôt avoir lieu.

Dans toute narcose, il y a des précautions à prendre, dont l'oubli peut causer des accidents mortels.

Avant l'anesthésie :

a) Examiner les urines, pour ne pas ignorer une lésion rénale.

b) Examiner le cœur. Une lésion bien compensée, quelle qu'elle soit, ce n'est pas une contre-indication à la narcose mais exigera des précautions spéciales. Huchard[1] a laissé endormir trois cents cardiaques.

c) Examiner le poumon. Certaines affections feront rejeter l'anesthésie.

d) Compter le pouls. Certaines particularités comme la bradycardie, méconnues par l'endormeur, pourraient alarmer dans la suite.

e) Veiller à la vacuité stomacale.

f) Examiner la bouche (fausses dents, chiques de tabac, bonbons, etc.).

g) Enlever les vêtements du patient.

h) Avoir sous la main les objets indispensables

[1] Huchard, L'anesthésie chez les cardiaques, *Bulletin de l'Académie de médecine.*

(tubes de kélène, flacons de mélange Billroth, pince à langue, écarteur des mâchoires, quelques tampons montés sur des pinces, ampoules de caféine, etc.).

Pendant l'anesthésie :

L'endormeur ne doit pas parler, ni regarder l'opération ; il doit surveiller la respiration, la couleur du visage, le pouls, les pupilles, les vomissements.

a) La respiration : C'est la chose la plus importante. Regarder le soulèvement de l'épigastre. Ecouter la respiration. Eviter que le malade « avale sa langue » et pour cela refouler en avant et en haut l'angle du maxillaire inférieur ou bien pincer la langue après avoir écarté les deux maxillaires.

b) La couleur du visage : Si la face devient violette, cyanosée, craindre l'asphyxie ; si elle devient subitement très pâle, redouter la syncope.

c) Le pouls : La surveillance du pouls est moins importante que celle de la respiration. Il ne faut s'alarmer que s'il s'élève chez l'adulte au-dessus de 110 pulsations à la minute, s'il devient faible et irrégulier ou s'il devient très lent.

d) Les pupilles : Se souvenir que le kélène dilate la pupille. Le réflexe pupillaire doit être conservé.

e) Les vomissements : Mettre la tête de côté pour éviter la chute des matières vomies dans les voies aériennes.

Pousser l'anesthésie est le meilleur moyen pour voir cesser les vomissements.

Après l'anesthésie :

Surveiller le réveil et les vomissements. Si le réveil est lent, flageller la figure avec un linge mouillé.

Si l'anesthésiste prenait toutes ces précautions, si, surtout, il ne se laissait pas distraire de son rôle en voulant satisfaire une curiosité qui, tout en étant très scientifique, n'est pas alors excusable, on aurait bien rarement à déplorer ces accidents anesthésiques graves, souvent mortels. Huchard rapporte le fait suivant qu'il observa en 1857, dans le service de Broca. Il s'agissait chez un jeune homme de seize ans, qu'on disait alcoolique et épileptique, de l'extirpation d'une tumeur sébacée du cou. L'opération et l'anesthésie marchaient d'une façon régulière, sauf une période d'excitation un peu longue, quand tout à coup Broca dit ces simples mots : « Tiens, c'est très curieux. » Alors l'attention redouble du côté des élèves, et aussi du côté du chloroformiste, qui par un mouvement réflexe bien naturel, abandonne la compresse de chloroforme sur la figure de l'opéré. Quelques minutes après, celui-ci succombait à une syncope foudroyante.

Ce fait est regrettable, mais faut-il en conclure, avec Huchard, qu'il devrait y avoir des anesthésistes de profession ? Dans une thèse récente de Bordeaux, le Dr Olivier[1], qui prend le titre de médecin anesthésiste, développe la même idée et conclut qu'il faut spécialiser la pratique de l'anesthésie et créer des endormeurs de carrière. Nous ne partageons pas l'opinion de ces auteurs. Il est vrai que dans certains pays, en Angleterre par exemple, il existe dans les hôpitaux des médecins exclusivement chargés des anesthésies. Ce

[1] Olivier, Technique de l'anesthésie générale, th. 1903 (analysé par Thévenot, in *Lyon médical*, 22 novembre 1903).

qui est facile dans les hôpitaux le serait aussi dans les grandes villes et, à notre époque d'encombrement médical, quelques praticiens pourraient sans doute vivre de cette nouvelle spécialité. En fait, la chose existe et chaque chirurgien un peu couru a son endormeur attitré. Mais sortons de l'hôpital, sortons de la grande ville. Il n'y a pas que là qu'on opère. Comment fera le médecin de campagne qui aura forcément dans sa pratique quelques cas de chirurgie d'urgence ? Comment fera le médecin de marine sur son navire, le médecin militaire sur le champ de bataille ? Auront-ils la possibilité d'envoyer chercher l'endormeur officiel ? Et, d'ailleurs, on comprend le danger d'une telle pratique : à part les spécialistes, plus personne ne saura pratiquer l'anesthésie. Que de victimes ! Il est bien préférable, nous semble-t-il, de reconnaître que l'anesthésie est un des éléments les plus essentiels de l'éducation médicale. Quel que soit notre avenir, à nous étudiants d'aujourd'hui, il nous arrivera demain d'avoir à pratiquer la narcose. Et, sans vouloir ici tracer un programme, il nous paraît désirable de voir nos savants professeurs penser un peu plus à enseigner aux élèves, au cours de leur stage de clinique chirurgicale, la théorie et la pratique de l'anesthésie. Ce sont là d'ailleurs choses assez faciles. N'a-t-on pas vu des endormeurs d'occasion accomplir très bien leur rôle. Delorme raconte qu'à l'armée du Nord, en 1870, à Busigny, il eut à amputer la jambe d'un cavalier saxon. Ce fut un gendarme français qui chloroformisa le blessé et il l'endormit très bien sur les indications et sous la surveillance du chirurgien.

Que nos blessés se rassurent. Ce que le gendarme français a pu faire à Busigny, il est bien probable que le médecin pourra le pratiquer avec succès dans sa clientèle, à l'heure actuelle surtout où la perfection des méthodes de narcose permet d'affirmer qu'il n'est pas plus dangereux de subir l'anesthésie que de faire un voyage en automobile ou en chemin de fer.

CONCLUSIONS

I. Parmi les nombreux essais d'anesthésie mixte, une méthode récente, l'anesthésie générale par l'emploi combiné du chlorure d'éthyle et du mélange de Billroth, mérite d'attirer l'attention des chirurgiens.

II. Le chlorure d'éthyle, ou chloréthyle, ou kélène, est un dérivé de l'alcool éthylique. Ses propriétés physiques, chimiques et physiologiques sont aujourd'hui bien connues.

Le mélange de Billroth, dont la formule est due au célèbre professeur de Vienne, est composé de trois parties de chloroforme, deux d'éther, une d'alcool. Il existe d'autres mélanges analogues.

III. La caractéristique physiologique du kélène est sa rapidité d'action ; il semble que le chlorure d'éthyle ait le pouvoir de franchir d'un bond les phases d'excitation cérébrale et médullaire communes à toute narcose.

Le mélange de Billroth permet d'obtenir d'une façon pratique l'anesthésie par la méthode des mélanges titrés, préconisée par P. Bert.

IV. Le chlorure d'éthyle pur est capable, employé isolément, de produire une anesthésie générale complète. Dans les interventions de courte durée, son emploi est des plus avantageux : narcose rapide, agréable, réveil facile et recouvrement immédiat de toutes les facultés physiques et intellectuelles. Mais le kélène a les inconvénients de ses avantages : s'il endort vite, il réveille vite et cette facilité du réveil est douloureuse pour le malade, gênante pour l'opérateur.

L'anesthésie mixte emprunte au kélène ses avantages, mais lui laisse ses inconvénients. Après avoir sidéré le patient en quelques secondes par les vapeurs de chlorure, on continue la narcose par l'éther, par le chloroforme ou par le mélange de Billroth suivant les préférences des chirurgiens.

V. La technique est simple. Pour le kélène, on emploie le procédé du masque ou le procédé de la compresse ; ce dernier plus aseptique, plus pratique, plus sûr et moins coûteux nous paraît être le procédé de choix. 5 à 10 centimètres de kélène suffisent pour obtenir rapidement la narcose. Dès que l'anesthésie est obtenue, entre la première et la quatrième minute en moyenne, on substitue rapidement à la compresse, le bonnet à éther ou le petit masque qui sert à la fois pour le chloroforme et pour le mélange de Billroth. Ce dernier agent se donne d'une façon continue et goutte à goutte comme le chloroforme, mais un peu plus vite, à doses un peu plus larges.

VI. De nombreuses observations ont montré les

avantages de l'anesthésie mixte, débutant par le kélène et continuée par un autre agent (éther, chloroforme, mélange de Billroth).

Sur les cinq cas de mort par le chlorure d'éthyle que nous avons rapportés, un seul cas (celui de Lotheissen) peut être imputé à cet agent.

Le mélange de Billroth paraît être moins meurtrier que le chloroforme et même que l'éther.

VII. A l'appui de notre travail, viennent les opinions autorisées de quelques chirurgiens.

VIII. La méthode d'anesthésie que nous préconisons emprunte ses avantages au chlorure d'éthyle comme aussi au mélange de Billroth.

L'emploi du kélène produit : facilité de technique, rapidité du sommeil, suppression de la période d'excitation, agrément de la narcose, faible toxicité, économie de temps et de l'agent narcotique, réveil facile.

Dans le mélange de Billroth, chaque élément joue son rôle : l'alcool abaisse la tension des vapeurs, ajoute son action anesthésiante à celle du chloroforme et de l'éther, rend efficace la manipulation et la conservation du liquide et enfin exerce sur le cœur une action tonique ; la présence simultanée de l'éther et du chloroforme semble neutraliser les inconvénients respectifs des deux agents tels que la congestion du poumon par l'éther, l'action déprimante sur le cœur par le chloroforme, etc...

IX. La nouvelle narcose peut s'appliquer à toutes

les branches de la chirurgie : chirurgie générale (grande chirurgie, petite chirurgie, chirurgie d'urgence) ; chirurgie spéciale (oto-rhino-laryngologie, oculistique, odontologie, gynécologie, obstétrique, chirurgie militaire). En médecine, elle rendra des services (examen médical, médecine légale).

X. Les accidents mortels, ici comme ailleurs, sont possibles. Nous savons les combattre, mais nous devons surtout les prévenir, sans pour cela être obligé d'avoir recours à la création d'une nouvelle spécialité : le médecin anesthésiste.

INDEX BIBLIOGRAPHIQUE

AUBERT, Anesthésie mixte par la morphine, l'atropine et le chloroforme. (Compte rendu de la Société de biologie, Paris, 1883.)

— Lyon médical, 1883.

— Journal de thérapeutique, Paris, 1883.

BAUDRY, Cité in th. Bidot.

BÉRARD, Société nationale de médecine de Lyon. Discussion, juillet 1903.

BERNARD (Claude), Leçons sur les anesthésiques.

BERT (P.), Méthode d'anesthésie prolongée par des mélanges dosés d'air et de vapeurs de chloroforme. (Compte rendu de la Soc. biol., 1883, p. 409.)

BIDAULT, Etude sur les premiers essais d'anesthésie chirurgicale. (Th. Paris, 1890.)

BIDOT, Des procédés mixtes en anesthésie et en particulier de l'action combinée du chloroforme et de l'hypnone. (Th. Paris, 1887.)

BILLETER, Zur Chloraethylnarkose und über Micriker's chloraethylmaske (Schweizer Vierteljahr, für Zahnheilkunde, 1901).

BILLROTH, Eléments de pathologie chirurgicale générale par Th. Billroth, professeur de pathologie chirurgicale à l'Université de Vienne, traduits de l'allemand par les Drs Culman et Sengel de Forbach, 1868.

— Pathologie et thérapeutique chirurgicale par Th. Billroth, professeur de pathologie chirurgicale à l'Université de Vienne, et Alex. von Winiwarter, prof. de patho-

8.

logie à l'Université de Liège. 2e édition française, traduite d'après la 12e édition allemande par le Dr Oscar Debastaille, assistant à l'Université de Liège, 1887.

BLAUEL, De l'état de la pression vasculaire chez l'homme pendant la narcose à l'éther et au chloroforme (cité par Dumont, in Handbuch der allgemeinen und lokalen Anaesthesie).

BOSSART, In Korrespondenzblatt für Schweizer Arzte, 1902

BUCQUOY, In Bulletin de l'Acad. de méd., 25 fév. 1902.

BRINON, Recherches sur l'anesthésie chirurgicale obtenue par l'action combinée de la morphine et du chloroforme. Th. Paris, 1878.

CARDIE, In The Lancet, 1901.

CARLSON, In Zarnaztliches Wochenblatt. Hambourg, juin, 1895.

CATHELIN, Les injections épidurales par ponction du canal sacré. Paris, 1902.

CATHOIRE, Dangers de l'anesthésie mixte : accidents tertiaires après l'éthérisation et la chloroformisation précédée de l'injection atropo-morphinique. Th. Lyon, 1894.

CHAMINADE, Considérations cliniques sur un nouvel anesthésique. (Comm. Société de méd. et de chir. de Bordeaux, 20 déc. 1901.)

CHAPUT, Les différents procédés d'anesthésie chirurgicale (in Presse médicale, 1902, n° 47).

— Communication écrite du 23 fév. 1904.

COLOMBEL, Etude expérimentale et clinique sur un nouveau procédé mixte (atropine, morphine et chloroforme). (Th. Lyon, 1884.)

DASTRE, Les Anesthésiques, Paris, 1890.

— Etude critique des travaux récents sur les anesthésiques. (Revue des sciences médicales, 1881, t. XVII, p. 746.)

— Sur le procédé d'anesthésie mixte : atropine, morphine et chloroforme. (C. r. Soc. biologie, Paris, 1883, p. 259)

DIOUSIDON, Chloroforme et spartéo-morphine, procédé d'anesthésie mixte. (Th. Paris, 1894.)

DOYEN, In Revue critique de médecine et de chirurgie, mars 1901.

DUBOIS (P.), Note sur l'anesthésie par le mélange de liquides neutres. (C. r. Soc. biol., Paris, 1883 ; Progrès médical, nov. 1883.)

DUBOIS (Raphaël), C. r. Société de biologie, 1888.

— Revue générale des Sciences, 15 sept 1891.

DUMONT, Handbuch de rallgemeinen und lokalen Anesthesien, für Arzte und Studierende, von prof. Dr L. Dumont, chirurgien en chef de l'Hôpital des Diaconesses de Berne, avec 150 figures, 1903. Edition française par le Dr F. Cathelin (sous presse, chez Baillière, 1904).

DURET, Des contre-indications à l'anesthésie. Th. d'agrégation, Paris, 1880.

FLOURENS, C. r. de l'Académie des sciences, t. XXXII, n° 2, 1851.

FRANCK (François), C. r. Société de biologie, Paris, 14 avril 1883.

FROMAGET, Anesthésie générale par le chlorure d'éthyle en oculistique. (Recueil d'ophtalmologie, 1901.)

GAYET, Commission des Sciences médicales de Lyon, 1867. Gaz. degli ospedali e delle cliniche (1er janv. 1903).

GIRES, Anesthésie générale par le chlorure d'éthyle en oculistique. (Revue d'ophtalmologie, 1901, p. 498.)

GIRARD, Le chlorure d'éthyle en anesthésie générale. (Revue de chirurgie, 1902, p. 507, 514, 832.)

GUILLOT, Lettre au Progrès médical, 13 oct. 1883, p. 814.

GOULLIOUD, De l'anesthésie discontinue en chirurgie gastrique et intestinale. (Communication à la Société de méd. de Lyon, 8 juin 1903, in Lyon médical, 28 juin 1903.)

GURLT, XXIIe Congrès de chirurgie allemande, 1893.

HARTMANN et BOURBON, Le bromure d'éthyle comme anesthésique général. (Revue de chirurgie, Paris, sept. 1893.)

HUCHARD, L'anesthésie chez les cardiaques. (Bulletin de l'Académie de médecine, p. 107, 1902.)

JULLIARD, L'éther est-il préférable au chloroforme. (Revue méd. de la Suisse romande, 1892.)

KAPPELER, In Deutsche Klinik, 1876.

KOENIG. Experimentelle Beobachtungen uber die Nachwirkungen bei der Bromaethyl und der Chloraethylnarkose. (Inaugural-dissertation, Berne, 1901.)

LABORDE, Bulletin de l'Acad de méd., Paris, 1902.

— et MEILLÈRE, Bulletin de l'Acad. de médecine, Paris, 19 juin 1894.

LANGLOIS et MAURANGE, De l'injection de sulfate de spartéine avant la chroroformisation. (C. R. soc. Biol., Paris, 7 juillet 1894.)

LE FORT et POLAILLON, In C. R. d'Acad. méd. (Paris, 25 juin et 16 juillet 1889).

LE GARGAM, Contribution à l'étude du chlorure d'éthyle comme anesthésique général. (Th. Paris, 1902.)

LEPAGE et LE LORIER, De l'anesthésie générale en obstétrique par le chlorure d'éthyle pur. (Gazette hebd. de méd. et de chir., 4 mai 1902.)

LOTHEISSEN, Uber Narkose mit Ethil-Chlorid, Beitrage zur klinischen Chirurgie, 1898.

— Uber die Gefahren der Aethylchloridnarkose. (Münchener medizinische Wochenschrift, 1900.)

LUDWIG, Uber Narkose mit Ethil-Chlorid. (Beitrage zur klinischen Chirurgie, 1898.)

MALHERBE, Nouveau procédé pour l'anesthésie générale par le chlorure d'éthyle. (Congrès français de chirurgie, oct. 1901.)

— et LAVAL, L'anesthésie générale au chlorure d'éthyle, Paris, 1903.

— et ROUBINOWITH, Recherches expérimentales sur le chlorure d'éthyle. (Comm. à l'Académie de Méd., juin 1902.)

MATH, Ueber die Narkose mit Chlor-und Bromaethyl ber kleineren gynaekologiken Operationen. (Prager med. Wochenschrift, 1899.)

Mayet, Discours de rentrée de l'Université lyonnaise, 3 nov. 1903.

Mérat et Lens, Dictionnaire de Thérapeutique, t. III, 1831.

Morat, Sur différentes méthodes d'anesthésie. (Lyon Médical, mai 1882).

Nové-Josserand, Sur le chlorure d'éthyle comme anesthésique général. (Communication à la Société de Médecine de Lyon, juillet 1903 — in Lyon Médical, 12 juillet 1903.)

Nüssbaum, 10 oct. 1863. Première observation in Intelligenzblatt für Bayerische Ærtze. — 1867, Article Anasthetica (in Pitha) Billroths Handbuch der Chirurgie.

Olivier, Technique de l'anesthésie générale. (Th. Bordeaux, 1903.)

Perrin et Lallemand, Traité d'anesthésie.

Pircher, Wiener klinische Wochenschrift, 1898.

Phocas, In Therapeutique chirurgicale et clinique journalière, 1901.

Plauchu, L'anesthésie générale en obstétrique par le chlorure d'éthyle. (In Lyon Médical, 27 déc. 1903).

Poitou-Duplessis, Nouveau procédé d'anesthésie mixte. (Bulletin de la Société obstétricale de Paris, 1892.)

Pollosson (A.) Du chlorure d'éthyle ou kélène comme anesthésique général. (Sociéte de chirurgie de Lyon, 1900. — Province Médicale, 9 juin 1900.)

Poncet, Valeur de l'anesthésie avec l'éther. (Soc. des sc. méd. de Lyon, 2 mai 1894, et Société de chirurgie de Paris, 1895.)

— A propos de la chloroformisation et de l'éthérisation. (Acad. méd., 1902.)

— C. R. Société de Biologie, p. 287, Paris, 1883.

— et Cazeneuve, Dangers de l'anesthésie par l'éther, avec l'emploi du thermo-cautère Pacquelin. (Lyon Médical, sept. 1879).

Poullet, L'obstétrique et la gynécologie à l'étranger. (Société de méd de Lyon, 24 nov. 1879. — Lyon Médical, 21 déc 1879.)

Quinquaud, Nouveau procédé d'anesthésie. (C. R. de Soc. de Biol., 23 juin 1883.)

Rafin, Communication écrite du 14 mars 1904.

Rabejac, Du chlorure d'éthyle en anesthésie générale. (Th. Montpellier, 1902.)

Reboul, Anesthésie générale par l'éther, le chloroforme et le chlorure d'éthyle. (Bulletin de la soc. de chir., Paris, 1902.)

— Bull. de Soc. de chirurgie, 19 février 1903.

Reclus, L'anesthésie localisée par la cocaïne, Paris, 1903.

Reeve, In American Journal, 1867.

Reich, Ueber Bromäther und kombinirte Bromäther, chloroform Narkose. (Wiener medizinische Wochenschrift, 1893, n° 23.)

Reynes, Le mélange A. C. E. (Bulletin de l'Acad. de méd., 25 fév. 1902.)

— Anästhesie mittelst eines Gemenges von Chloroform, Alcool und Aether. Von Dr. Reynes in Marseille. (Medicinische Wochen-Rundschau. Berlin, 19 juil, 1902.)

— Congrès français de chirurgie (14e session, Paris, 1901).

— Communication écrite, 19 février 1904.

Richardson, Med. Times and Gazette, 1877.

Richet, De la résistance du singe à l'atropine. (C. R. Soc. Biol., Paris, 1898.)

— Travaux récents sur les Anesthésiques. (Revue scientif., 1880.)

Sabarth, Das Chloroform, Wurtzbourg, 1865.

Seitz, Korrespondenzblatt für Schweizer Arzte, 1901.

— Deutche Monatsschrift für Zahnheilkunde, 1902.

Stefani et Vachetta, Anal. univ. di med. et chi. (juin 1880).

Soulier, Traité de thérapeutique et de pharmacologie, Paris, 1891.

— et Briau, In Bulletin médical, 1896, p. 417.

Terrier, Anesthésie mixte par le bromure d'éthyle et le chloroforme. (Bulletin de Société de chirurgie de Paris, 1892.)

Tédenat, Communication écrite du 21 fév. 1904.

Thévenot, A propos des derniers travaux sur l'éthérisation. (Lyon Médical, 31 mai 1903.)

Thiésing, Uber Ethil-Chlorid, Deutsche Monatschrift fur Zahnheilkunde, 1896.

Tuffier, L'analgésie chirurgicale par voie rachidienne, Paris Masson, 1901.

Turcan, Contribution à l'étude de l'anesthésie générale par le chlorure d'éthyle ou kélène. (Th Paris, 1902.)

Turner, Transactions of the odontological Society, 1871.

Valette, Clinique chirurgicale de l'Hôtel-Dieu de Lyon, 1875.

Vallas, De l'anesthésie par l'éther et de ses résultats dans la pratique des chirurgiens lyonnais. Revue de chirurgie, 1903.

— Société de chirurgie de Lyon. Discussion, juin 1900.

Velpeau, Traité de médecine opératoire, 1845.

Vibert, Précis de médecine légale, p. 370, 1903.

Villard, Société de chirurgie de Lyon. Discussion, juillet 1903.

Von Herff et Chassot, Communication écrite, mars 1904.

Wierner, Uber Aethil-Chlorid-Narkose. (Wiener medicinische Wochenschrift, n° 28 juillet 1899.)

Williams, In Lancet, 8 février 1890.

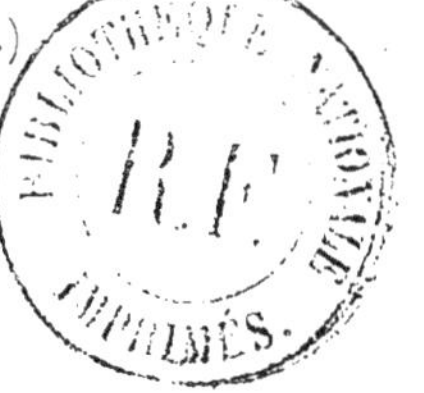

TABLE DES MATIÈRES

Lyon. — Imprimerie A. REY, 4, rue Gentil. — 35726

www.ingramcontent.com/pod-product-compliance
Ingram Content Group UK Ltd.
Pitfield, Milton Keynes, MK11 3LW, UK
UKHW021037230726
13926UKWH00004B/1521